第2版

管理栄養士国家試験

得点アップのための

一問一答

TOKU-ICHI

1 社会・環境と健康

女子栄養大学
川村 堅 監修

「かんもし」編集室 編集

インターメディカル

はじめに

管理栄養士国家試験は、出題範囲が広く、出題数も多い難易度の高い試験です。受験する皆さんは、それぞれ授業や実習、仕事などに忙しい日々を送りながら、勉強時間の確保に苦労されていることと思います。

本書は、そうした時間のない受験者に向けて、合格に必要な知識を効率的に身につけられるようにと作成された科目別一問一答集です。国家試験の過去問題と、模擬試験「かんもし」を主催するインターメディカルのオリジナル問題から選択肢を精選し、欠かせない知識が身につくよう編集しています。また、本書第2版では、内容を最新の法律・データ等に合わせるとともに、新国家試験出題ガイドライン順に準拠した問題掲載順となるよう改訂いたしました。

日々の勉強と併用して基礎固めとしても使えますし、国家試験前の総まとめや苦手科目の克服にも最適です。

本書が、合格を目指す皆さんの伴走者となることを願っています。

2020年3月

管理栄養士国家試験対策「かんもし」編集室

本書の使い方

1 一問一答を解いてみよう！

本書の問題は、管理栄養士国家試験出題基準（ガイドライン）順に並んでいます。まず章のはじめの「学習のポイント」に目を通し、出題傾向を把握しましょう。

左ページに問題、右ページに解説と解答が掲載されています。右ページを赤シートで覆って解答を隠しながら問題を解いてください。

国家試験に出題されたものには「国試マーク」がついているので、実際にどんな問題が出題されたのかが確認できます。

章ごとに覚えておきたいキーワードを挙げてあります。それぞれを簡潔に説明してみてください。

学習のポイント

章ごとに、勉強する際に欠かせないポイントや、出題の確率の高い箇所をアドバイスしています。

キーワード

過去の出題傾向やガイドラインから、重要語句をピックアップしました。一言で説明できるようにまとめてみましょう。

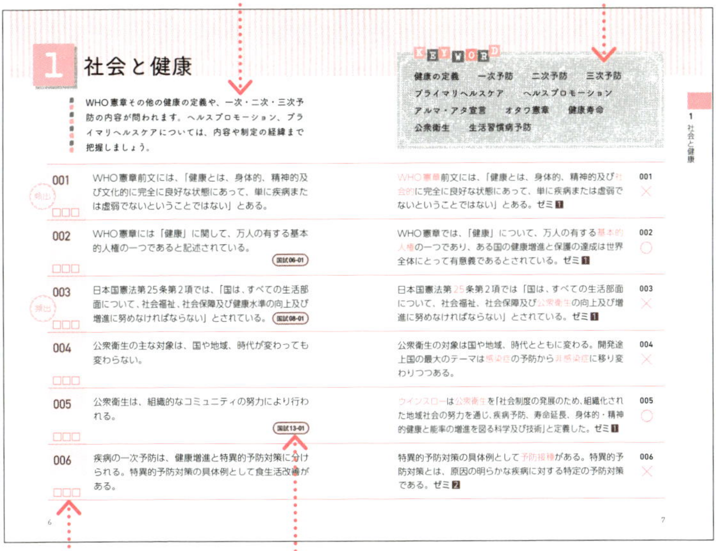

1 社会と健康

WHO憲章その他の健康の定義や、一次・二次・三次予防の内容が問われます。ヘルスプロモーション、プライマリヘルスケアについては、内容や制定の経緯まで把握しましょう。

KEYWORD

健康の定義　一次予防　二次予防　三次予防
プライマリヘルスケア　ヘルスプロモーション
アルマ・アタ宣言　オタワ憲章　健康寿命
公衆衛生　生活習慣病予防

001 頻出 □□□
WHO憲章前文には、「健康とは、身体的、精神的及び文化的に完全に良好な状態にあって、単に疾病または虚弱でないということではない」とある。

002 □□□
WHO憲章には「健康」に関して、万人の有する基本的人権の一つであると記述されている。 国試06-01

003 頻出 □□□
日本国憲法第25条第2項では、「国は、すべての生活部面について、社会福祉、社会保障及び健康水準の向上及び増進に努めなければならない」とされている。 国試08-01

004 □□□
公衆衛生の主な対象は、国や地域、時代が変わっても変わらない。

005 □□□
公衆衛生は、組織的なコミュニティの努力により行われる。 国試13-01

006 □□□
疾病の一次予防は、健康増進と特異的予防対策に分けられる。特異的予防対策の具体例として食生活改善がある。

6

001 ×
WHO憲章前文には、「健康とは、身体的、精神的及び社会的に完全に良好な状態にあって、単に疾病または虚弱でないということではない」とある。ゼミ 1

002 ○
WHO憲章では、「健康」について、万人の有する基本的人権の一つであり、ある国の健康増進と保護の達成は世界全体にとって有意義であるとされている。ゼミ 1

003 ×
日本国憲法第25条第2項では「国は、すべての生活部面について、社会福祉、社会保障及び公衆衛生の向上及び増進に努めなければならない」とされている。ゼミ 1

004 ×
公衆衛生の対象は国や地域、時代とともに変わる。開発途上国の最大のテーマは感染症の予防から非感染症に移り変わりつつある。

005 ○
ウインスローは公衆衛生を「社会制度の発展のため、組織化された地域社会の努力を通じ、疾病予防、寿命延長、身体的・精神的健康と能率の増進を図る科学及び技術」と定義した。ゼミ 1

006 ×
特異的予防対策の具体例として予防接種がある。特異的予防対策とは、原因の明らかな疾病に対する特定の予防対策である。ゼミ 2

1 社会と健康

7

チェック欄

問題を解くごとにチェックしていきましょう。

国試マークについて

国試 13-01

たとえばこのマークは2013年実施の問題1を表します。「11追」は、2011年実施の追加試験です。

アイコンの見方

重要　本書に取り上げられた問題の中でも、特に重要なものです。

頻出　類似の内容がしばしば取り上げられ、今後も出題が予想されるものです。

2 穴あき問題集・正文集として使ってみよう！

右ページの解説部分は、穴あき問題集としても使用できます。赤シートで見えなくなった言葉や数字を補って、正しい文章にしてみましょう。また、掲載された問題はどれも必須の知識を扱っていますから、赤シートをかぶせずに解説の文章をそのまま読めば、暗記に適した正文集として使用できます。

3 TOKU-ICHIゼミで理解を深めよう！

章の末尾には、理解に役立つ図表を掲載しました。問題を解きながら、知識を整理するのに役立ちます。

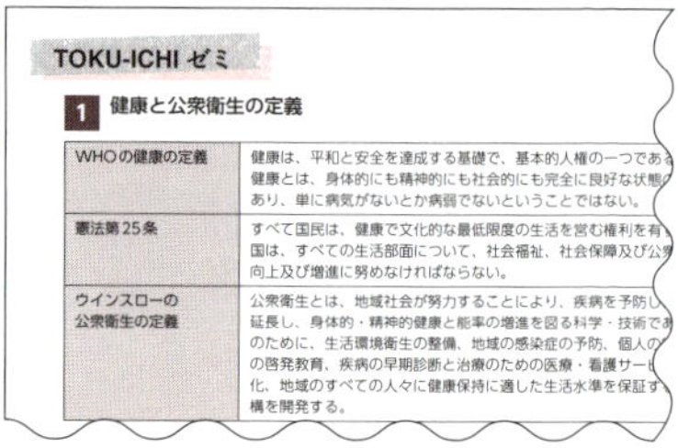
TOKU-ICHI ゼミ

1 健康と公衆衛生の定義

WHOの健康の定義	健康は、平和と安全を達成する基礎で、基本的人権の一つであ 健康とは、身体的にも精神的にも社会的にも完全に良好な状態 あり、単に病気がないとか病弱でないということではない。
憲法第25条	すべて国民は、健康で文化的な最低限度の生活を営む権利を有 国は、すべての生活部面について、社会福祉、社会保障及び公 向上及び増進に努めなければならない。
ウインスローの公衆衛生の定義	公衆衛生とは、地域社会が努力することにより、疾病を予防し 延長し、身体的・精神的健康と能率の増進を図る科学・技術で のために、生活環境衛生の整備、地域の感染症の予防、個人の の啓発教育、疾病の早期診断と治療のための医療・看護サー 化、地域のすべての人々に健康保持に適した生活水準を保証す 構を開発する。

他の科目にも挑戦しよう！

本書をやり終えたら、TOKU-ICHIシリーズの他の科目にも挑戦してみましょう。

〈1〉社会・環境と健康
〈2〉人体の構造と機能及び疾病の成り立ち
〈3〉食べ物と健康
〈4〉基礎栄養学
〈5〉応用栄養学
〈6〉栄養教育論
〈7〉臨床栄養学
〈8〉公衆栄養学
〈9〉給食経営管理論

〈おことわり〉
●本書に記載されている内容は、2020年3月現在のものです。
●国家試験の問題は、一問一答形式とするため一部文言を変更しています。
●本書に関するお知らせ等を、インターメディカルのホームページ（http://www.intermed.co.jp/）に掲載します。

管理栄養士国家試験
得点アップのための一問一答 TOKU-ICHI
〈1〉社会・環境と健康　第2版

もくじ

1 社会と健康

WHO憲章その他の健康の定義や、一次・二次・三次予防の内容が問われます。ヘルスプロモーション、プライマリヘルスケアについては、内容や制定の経緯まで把握しましょう。

001 頻出

WHO憲章前文には、「健康とは、身体的、精神的及び文化的に完全に良好な状態にあって、単に疾病または虚弱でないということではない」とある。

002

WHO憲章には「健康」に関して、万人の有する基本的人権の一つであると記述されている。

国試06-01

003 頻出

日本国憲法第25条第2項では、「国は、すべての生活部面について、社会福祉、社会保障及び健康水準の向上及び増進に努めなければならない」とされている。 国試08-01

004

公衆衛生の主な対象は、国や地域、時代が変わっても変わらない。

005

公衆衛生は、組織的なコミュニティの努力により行われる。

国試13-01

006

疾病の一次予防は、健康増進と特異的予防対策に分けられる。特異的予防対策の具体例として食生活改善がある。

KEYWORD

健康の定義　一次予防　二次予防　三次予防
プライマリヘルスケア　ヘルスプロモーション
アルマ・アタ宣言　オタワ憲章　健康寿命
公衆衛生　生活習慣病予防

WHO憲章前文には、「健康とは、身体的、精神的及び社会的に完全に良好な状態にあって、単に疾病または虚弱でないということではない」とある。ゼミ 1 | **001** ×

WHO憲章では、「健康」について、万人の有する基本的人権の一つであり、ある国の健康増進と保護の達成は世界全体にとって有意義であるとされている。ゼミ 1 | **002** ○

日本国憲法第25条第2項では「国は、すべての生活部面について、社会福祉、社会保障及び公衆衛生の向上及び増進に努めなければならない」とされている。ゼミ 1 | **003** ×

公衆衛生の対象は国や地域、時代とともに変わる。開発途上国の最大のテーマは感染症の予防から非感染症に移り変わりつつある。 | **004** ×

ウインスローは公衆衛生を「社会制度の発展のため、組織化された地域社会の努力を通じ、疾病予防、寿命延長、身体的・精神的健康と能率の増進を図る科学及び技術」と定義した。ゼミ 1 | **005** ○

特異的予防対策の具体例として予防接種がある。特異的予防対策とは、原因の明らかな疾病に対する特定の予防対策である。ゼミ 2 | **006** ×

---

007 予防医学における二次予防とは特異的予防である。

国試06-02

□□□

008 歯へのフッ化物塗布は、二次予防である。

□□□

009 特定健康診査・特定保健指導は、三次予防である。

重要

□□□

010 アルマ・アタ宣言にて、ヘルスプロモーションについて、人々が自らの健康をコントロールし、改善できるようにするプロセスと定義された。

頻出

国試07-01

□□□

011 オタワ憲章の制定は、1984年になされた。

□□□

TOKU-ICHI ゼミ

1 健康と公衆衛生の定義

WHOの健康の定義	健康は、平和と安全を達成する基礎で、基本的人権の一つである。 健康とは、身体的にも精神的にも社会的にも完全に良好な状態のことであり、単に病気がないとか病弱でないということではない。
憲法第25条 「生存権」	すべて国民は、健康で文化的な最低限度の生活を営む権利を有する。 国は、すべての生活部面について、社会福祉、社会保障および公衆衛生の向上および増進に努めなければならない。
ウインスローの 公衆衛生の定義	公衆衛生とは、地域社会が努力することにより、疾病を予防し、寿命を延長し、身体的・精神的健康と能率の増進を図る科学・技術である。そのために、生活環境衛生の整備、地域の感染症の予防、個人の衛生概念の啓発教育、疾病の早期診断と治療のための医療・看護サービスの組織化、地域のすべての人々に健康保持に適した生活水準を保証する社会機構を開発する。

予防医学における一次予防とは健康増進、特異的予防、二次予防とは早期発見・早期治療、三次予防とは重症化防止、リハビリテーション、社会復帰である。ゼミ 2 007

×

一次予防は、疾病の発生を未然に防ぐことを目的とする。歯へのフッ化物塗布は、う蝕の発生予防のための措置であり、一次予防である。ゼミ 2 008

×

健康診査は一般的に、疾病の早期発見と治療を目的とした二次予防である。特定健康診査・特定保健指導には、生活習慣病予防を目的とした一次予防の側面もある。ゼミ 2 009

×

アルマ・アタ宣言でプライマリヘルスケアが示された。ヘルスプロモーションを、人々が自らの健康をコントロールし、改善できるようにするプロセスと定義したのはオタワ憲章である。 010

×

昭和61（1986）年、カナダのオタワで第1回ヘルスプロモーション会議が開かれ、WHOによりオタワ憲章が制定された。 011

×

2 予防医学の段階

一次予防	健康増進	健康教育・指導、生活改善、社会制度の整備
	特異的予防	予防接種、上下水道などの環境衛生の整備、職業病の予防、有害物質の除去
二次予防	早期発見・早期治療	集団検診、人間ドック、早期治療
三次予防	重症化防止	重症化防止、合併症予防、機能回復訓練、職業訓練、雇用促進
	リハビリテーション	
	社会復帰	

2 環境と健康

環境問題に関する条約や、大気汚染や水質汚濁の指標を押さえておきましょう。上水道における消毒方法、下水道の処理方法などについても問われます。

001
バーゼル条約は、有害廃棄物の越境移動と処分に関する条約である。

国試10-03

□□□

002
重要
地球温暖化の影響により、酸性雨が増加する。

□□□

003
地球温暖化により、豪雨、渇水などの異常気象の増加が予測されている。

□□□

004
頻出
地球温暖化の影響により、マラリアなどの分布域が拡大する。

□□□

005
オゾン層の破壊は、化石燃料の消費量増加が原因である。

□□□

006
頻出
オゾン層が破壊されると、皮膚がんや白内障が増加する。

□□□

KEYWORD

地球温暖化　大気汚染　水質汚濁　公害
放射性物質　上水道　下水道　廃棄物処理

環境保全に関する条約にはバーゼル条約のほか、ウィーン条約（オゾン層の保護）、ワシントン条約（絶滅危惧種の国際取引禁止）、ラムサール条約（湿地保存）などがある。ゼミ 3

001 ○

酸性雨は、産業活動などにより大気中の硫黄酸化物（SOx）や窒素酸化物（NOx）が増加することにより生じる。酸性雨自体は、地球温暖化の影響によるものではない。ゼミ 3

002 ×

地球温暖化により、平均気温や海水面の上昇とともに豪雨、渇水などの異常気象の増加が予測されている。ゼミ 3

003 ○

地球温暖化によりマラリアを媒介する蚊の分布域が拡大するため、マラリアの流行分布域も拡大する。

004 ○

化石燃料ではなく、冷蔵庫やスプレー缶などの冷媒に使用されるフロンの増加がオゾン層破壊の原因である。化石燃料の消費量増加は、地球温暖化の原因である。ゼミ 3

005 ×

オゾン層の破壊による有害紫外線の増加は、皮膚がんや白内障、免疫機能の低下などの健康影響をもたらす。ゼミ 3

006 ○

007　一酸化炭素による大気汚染は、酸性雨の原因といわれている。

□□□

008　ダイオキシン類による大気汚染は、増加傾向にある。

□□□

009　光化学オキシダントの環境基準は、高い達成率を示している。

□□□

010　重要　微小粒子状物質（PM 2.5）は、気管支喘息を引き起こす。

国試19-02

□□□

011　水質汚濁が進むと、生物化学的酸素要求量（BOD）は低くなり、溶存酸素量（DO）は増加する。

□□□

012　生物化学的酸素要求量（BOD）や化学的酸素要求量（COD）の水質環境基準の達成状況は、水域別では湖沼が最も良い。

□□□

013　阿賀野川下流地域で生じた公害は、ヒ素が原因で生じた。

国試13-03

□□□

014　厚生労働省は授乳婦を対象に、魚介類の摂食による水銀の週間耐容摂取量を定めた。

国試07-02

□□□

酸性雨の原因は、二酸化硫黄や二酸化窒素による大気汚染といわれている。一酸化炭素による有害作用は、赤血球のヘモグロビンとの結合による一酸化炭素中毒である。

007 ×

廃棄物焼却炉などからの排出削減対策の結果、わが国のダイオキシン類排出総量は、減少している。平成29(2017)年では平成9（1997）年から約99%減少している。

008 ×

一般環境大気測定局における大気汚染物質の環境基準達成率〔平成29（2017）年度〕は、PM2.5では89%、二酸化硫黄で99%、一酸化炭素で100%、二酸化窒素で100%だが、光化学オキシダントは0%と極めて低い。

009 ×

浮遊粒子状物質（SPM）の中でも、粒径が2.5μm以下と特に小さい微小粒子状物質（PM 2.5）は、肺の奥深くまで入りやすいため、気管支喘息などの呼吸器疾患を起こしやすい。

010 ○

水質汚濁が進むほど、生物化学的酸素要求量（BOD）は高くなり、溶存酸素量（DO）は減少する。ゼミ 4

011 ×

BODやCODの水質環境基準の達成状況〔平成29（2017）年度〕は、水域別では河川が94.0%で最も良く、次いで海域78.6%、湖沼53.2%の順であり、湖沼が最も悪い。ゼミ 4

012 ×

新潟県の阿賀野川の公害は、原因がメチル水銀であることから第二水俣病といわれている。本公害と、水俣病、イタイイタイ病、四日市ぜんそくを、四大公害病という。ゼミ 5

013 ×

厚生労働省が魚介類の摂食を通じた水銀の耐容摂取量を定めた対象は、妊婦である〔妊婦への魚介類の摂食と水銀に関する注意事項（平成17（2005）年）〕。なお、母乳を介して乳児が摂取する水銀量は低いため、授乳中の母親は対象外である。ゼミ 6

014 ×

015 妊婦が摂食した魚介類に含まれる水銀は、胎児に対して造血器系に健康影響を発生させる。

□□□ 国試09-01

016 米中のカドミウムの成分規格の根拠となっているのは、カドミウムを摂取することにより発生する腎機能障害である。

□□□ 国試11-02

017 湿球黒球温度(WBGT)指数は、室内または日光照射のない室外では黒球温と乾球温を測定して計算され、日光照射のある室外では黒球温と乾球温と湿球温を測定して計算される。

□□□ 国試10-04

018 重要 食品が放射能汚染を受けた場合に、食品1kg当たりに含まれる放射能を表す単位を、Sv（シーベルト）という。

□□□ 国試12-03

019 マイクロ波は、電離放射線の一つである。

□□□ 国試11追-03

020 わが国の上水道において、給水栓末端での消毒用塩素は、残留してはいけない。

□□□ 国試07-03

021 頻出 水質基準では、一般細菌は検出されてはいけない。

□□□

022 浄水場で行われる急速濾過法では、薬品による微粒子除去が行われる。

□□□ 国試11-03

生体へのメチル水銀の毒性は、中枢神経系に対する影響が最も典型的なものである。血液-脳関門や血液-胎盤関門を介して入り込むため、胎児が影響を受けやすい。

015 ×

米中のカドミウムの成分規格の根拠となったのは、尿細管再吸収障害などの腎機能障害を伴うイタイイタイ病である。後に骨軟化症が発症しやすい。

016 ○

湿球黒球温度指数は、室内または日光照射のない室外では湿球温と黒球温を測定し、日光照射のある室外では前出の2つと乾球温を測定して計算される。

017 ×

ベクレル(Bq)は、食品などが放射能を出す能力を表す単位で、1kg当たりなどで表す。シーベルト(Sv)は、人体が受ける放射線量を表す単位で、1時間当たりなどで表す。

018 ×

放射線とは高エネルギーの電磁波で、エックス線、アルファ線などの電離放射線と、マイクロ波、紫外線、赤外線などの非電離放射線がある。

019 ×

給水栓末端での消毒用塩素（残留塩素）とは、水道水中の消毒用塩素の残量をいい、水道法施行規則により遊離残留塩素濃度または結合残留塩素の基準が設定されている。

020 ×

水質基準では、大腸菌が検出されてはならない。いわゆる雑菌を指す一般細菌は、「1mLの検水（試料水）で形成される集落数が100以下であること」と定められている。ゼミ7

021 ×

浄水場で行われる急速濾過法は、川やダムからの水を沈殿し、濾過し、消毒するといった浄水方法で、全国の9割で用いられている。残りの1割は緩速濾過法による。ゼミ7

022 ○

023 塩素消毒は、トリハロメタンを生成する原因となる。

□□□

024 クリプトスポリジウムには、塩素消毒が有効である。

□□□

025 わが国の下水道処理人口普及率は、90%を超えている。

□□□

026 下水の処理方法には、急速濾過法がある。

□□□

027 活性汚泥法では、嫌気的微生物を利用する。

頻出

□□□

028 一般ごみの排出量は、増加傾向にある。

重要

□□□

029 一般ごみの処理責任は、市町村にある。

□□□

塩素消毒により生成されるクロロホルムは、発がん性が疑われているトリハロメタンの代表的なものの一つである。

023 ○

クリプトスポリジウムは塩素耐性原虫であり、塩素消毒は有効でない。対策としては、従来は濾過が用いられてきたが、平成19年からは、紫外線照射も用いられている。

024 ×

わが国の下水道処理人口普及率は、平成29（2017）年度末で78.8%（福島県除く）となっている。一方、上水道普及率は、平成29（2017）年度で98.0%となっている。ゼミ8

025 ×

急速濾過法は、上水の浄水法である。薬品沈殿を併用して、微粒子を前もって凝集・沈殿処理をしておくことで濾過速度・能力を高める方法である。

026 ×

活性汚泥法では、下水に好気性菌を多量に含む活性汚泥を加えて曝気（水を空気に曝す）させ、有機物を分解する。下水の二次処理として用いられる生物的処理である。ゼミ8

027 ×

一般ごみは、産業廃棄物処理法により、産業廃棄物と一般廃棄物に区分されている。一般ごみの排出量は減少傾向にあり、平成29（2017）年度は、前年比0.6%減の年間4289万トンであった。

028 ×

一般ごみ（一般廃棄物）の処理責任は市町村にあり、産業廃棄物の処理責任は排出事業者にある。

029 ○

TOKU-ICHI ゼミ

3 地球環境問題

地球環境問題	原因	予想される影響	国際的な取組み
地球温暖化	温室効果ガス（フロン、亜酸化窒素、メタン、二酸化炭素）の人為的排出	気温の上昇、海水面の上昇、豪雨や渇水などの異常気象、生態系や農業生産への影響、熱帯感染症の拡大	京都議定書、パリ協定
成層圏のオゾン層破壊	フロンガスの放出	有害紫外線の増加で皮膚がん・白内障・免疫低下の増加や生態系の破壊	モントリオール議定書
酸性雨	大気汚染による硫黄酸化物や窒素酸化物	生態系や建築物の破壊	長距離越境大気汚染条約、東アジア酸性雨モニタリングネットワーク（EANET）
砂漠化	家畜の過放牧、薪炭材の過剰採取	耕作地の減少	砂漠化対処条約
海洋汚染	汚染物質の投棄、油の流出、油田開発	魚介類の有害物質による汚染	ロンドン条約、バーゼル条約
熱帯雨林の減少	森林伐採、焼き畑	生態系の破壊、土壌流出、水源枯渇、温暖化	国際熱帯木材協定

4 水質汚濁の指標

BOD（生物化学的酸素要求量）	水中の有機物を分解するために微生物が必要とする酸素の量。値が高いほど汚染されている。
COD（化学的酸素要求量）	水中の有機物を化学的に酸化するために必要とする酸素の量。値が高いほど汚染されている。
SS（浮遊物質）	水中に浮遊または懸濁している粒子状物質。有機物、粘土、鉱物、金属沈殿物、プランクトンに由来し、水草の光合成を妨げる。値が高いほど汚染されている。
DO（溶存酸素）	水中に溶けている酸素の量。値が低いほど汚染されている。

5 主な公害病

公害病	発生	地域	原因物質	症状
水俣病	1956年	熊本県水俣湾	メチル水銀	ハンターラッセル症候群：視野狭窄、手指・口唇のしびれ、異常歩行
新潟水俣病	1964年	新潟県阿賀野川流域		
イタイイタイ病	1955年	富山県神通川流域	カドミウム	腎障害、骨軟化症、骨折
四日市喘息	1962年	三重県四日市市	硫黄酸化物	気管支喘息、慢性気管支炎
慢性ヒ素中毒	1973年	宮崎県高千穂町土呂久地区	亜ヒ酸	皮膚障害、肺がん、末梢神経障害

6 典型7公害

公害	影響	規制する法律
大気汚染	呼吸器障害、酸性雨	大気汚染防止法
水質汚濁	赤潮、魚介類の有害物質汚染	水質汚濁防止法、海洋汚染防止法
土壌汚染	農作物の汚染	土壌汚染防止法
騒音	疲労増大、血圧上昇などの生理的影響	騒音防止法
振動	睡眠障害などの生理的影響	振動規制法
地盤沈下	建造物の破壊	工業用水法・ビル用水法
悪臭	吐き気などの生理的影響	悪臭防止法

7 上水道

水道普及率	98.0%（平成29年度）
浄水法	沈殿→濾過→消毒 沈殿：普通沈殿または硫酸バンドを使った薬品沈殿 濾過：緩速濾過または急速濾過 消毒：塩素消毒
水道法の水質基準	大腸菌は検出されてはならない

厚生労働省「平成29年度 現在給水人口と水道普及率」より作成

8 下水道

下水道普及率	78.8%（平成29年度末）で年々上昇している。都市と郡部の格差がある
下水処理の流れ	スクリーン→沈殿→活性汚泥を加えて曝気・撹拌→沈殿→塩素消毒→放流
下水処理法	好気的方法（活性汚泥法）と嫌気的方法（イムホフ槽） 活性汚泥法：好気的微生物の働きで有機物を分解 高次処理では、脱リン、脱窒素を行う。

国土交通省「都道府県別下水道処理人口普及率（平成29年度末）」より作成

3 健康、疾病、行動に関わる統計資料

統計資料については、それぞれの指標がもつ意味や、どの調査で得られるかを押さえておきましょう。数値の大まかな傾向（増加・減少など）をとらえることが大切です。

001 世界の人口は、100億人を超えている。

□□□

002 頻出

わが国の従属人口指数は、上昇傾向にある。

国試07-05

□□□

003 わが国において、老年人口割合は、年少人口割合よりも小さい。

国試06-05

□□□

004 わが国の第一次ベビーブームは、昭和10年代に起きた。

□□□

005 重要

ここ数年は、出生数が死亡数を上回っている。

□□□

006 頻出

合計特殊出生率は、1人の女性が生涯に生む女児数である。

国試11-05

□□□

KEYWORD

人口静態統計　人口動態統計　出生
合計特殊出生率　死亡　死因　年齢調整死亡率
死産　周産期死亡率　平均余命　平均寿命
患者調査　受療率

世界の人口は、約77億人である〔令和元（2019）年〕。

001 ×

現在生産に従事していない年少人口（14歳以下）と老年人口（65歳以上）を合わせた従属人口と、生産年齢人口（15～64歳）との比を従属人口指数という。わが国では、少子高齢化により従属人口指数は上昇している。

002 ○

平成9（1997）年以降、老年人口が年少人口を上回っている。平成30（2018）年の老年人口は28.1％、年少人口は12.2％である。ゼミ9

003 ×

昭和22（1947）～24（1949）年のわが国の出生数は毎年250万人を超え、この3年間を第一次ベビーブームと呼ぶ。この頃生まれた者は団塊の世代とも呼ばれている。

004 ×

平成28～30年の3年を見ても、死亡数が出生数を上回っており、人口は自然減となっている。ゼミ10

005 ×

合計特殊出生率とは、1人の女性が生涯に産む子どもの平均数である。ゼミ10

006 ×

007 近年、わが国の合計特殊出生率は、減少している。

□□□

008 わが国の自殺死亡率は、世界的に見て低い。

□□□

009 自殺による死亡は、不慮の事故による死亡より多い。

□□□

010 男女を合わせたがん死亡数で最も多いのは、胃がんである。

□□□

011 子宮がんは、2000年以降、年齢調整死亡率が増加している。

国試 **12-14**

□□□

012 わが国の脳血管疾患死亡率は、減少傾向にある。

□□□

013 心疾患死亡数の約8割は、虚血性心疾患による死亡である。

国試 **06-06**

□□□

014 重要

年齢調整死亡率を直接法で計算するには、観察集団の総人口と年齢階級別人口が必要である。

□□□

わが国の合計特殊出生率は、長期では低下傾向にある。2006年から2015年には若干増加に転じたが、2016年以降は低下している。平成30（2018）年は1.42である。ゼミ10

007 ○

わが国の自殺死亡率は、主要国のなかでは18.5と最も高く、世界的に見ても第9位である〔平成30（2018）年〕。

008 ×

不慮の事故による死亡は41,238人（死因順位第6位）、自殺による死亡は20,031人（死因順位第10位）で、不慮の事故のほうが多い〔平成30（2018）年〕。ゼミ11

009 ×

男女を合わせたがん死亡数で最も多いのは肺がんの74,328人であり、2位が大腸がんの50,658人、3位が胃がんの44,192人である〔平成30（2018）年〕。

010 ×

女性において年齢調整死亡率が増加しているのは、乳がん〔平成30（2018）年人口10万対12.2〕や膵臓がん（同8.9）である。子宮がん（同5.7）は最近では横ばいである。ゼミ12

011 ×

脳血管疾患死亡率は、平成7年のICD-10適用時に一時的に増加したが、それ以降ゆるやかな減少傾向にある。平成30（2018）年は87.1（死因順位では第4位）である。

012 ○

平成30（2018）年の心疾患死亡数は208,221人、うち虚血性心疾患死亡数は70,082人であることから、心疾患死亡数の34%（約3.5割）は虚血性心疾患による死亡といえる。

013 ×

年齢調整死亡率を直接法で計算するには、観察集団の年齢階級別死亡率に加えて基準集団の総人口と年齢階級別人口が必要である。

014 ×

015 頻出 □□□

年齢調整死亡率では、老年人口が多い集団と少ない集団を比較できる。

国試16-03

---

016 頻出 □□□

年齢調整死亡率は、年齢構成が基準人口と同じと仮定して算出した死亡率である。

国試17-05

---

017 □□□

人口動態統計に死産は含まれる。

国試10-06

---

018 □□□

死産統計には、すべての人工妊娠中絶が含まれる。

---

019 重要 □□□

わが国の乳児死亡率は、世界的に見て最も低いレベルにある。

---

020 □□□

新生児死亡率は、乳児死亡率より低い。

---

021 重要 □□□

0歳の平均余命を平均寿命という。

---

022 重要 □□□

40歳の平均余命に40を加えた値は、平均寿命より大きい。

国試16-04

年齢調整死亡率とは、年齢構成の異なる集団で死亡状況を比較できるように年齢構成を調整してそろえた死亡率である。そのため、集団の年齢にかかわらず死亡率を比較できる。

015 ○

わが国の年齢調整死亡率は、その年の年齢別死亡率を、基準となる昭和60年人口モデルにあてはめて補正した年齢別死亡数を求めて合計し、基準人口での死亡率を求めている。

016 ○

人口動態統計における人口動態の5事象は、出生、死亡、死産、婚姻、離婚である。これらの全数を対象としている。ゼミ10

017 ○

死産統計には、母体保護法による人工妊娠中絶のうち妊娠満12～22週未満のものが含まれるが、満11週以前の人工妊娠中絶は含まれない。

018 ×

乳児死亡とは、生後1年未満の死亡をいう。わが国の乳児死亡率は、昭和に入って母子保健事業の強化とともに急速な改善を続け、平成30（2018）年は1.9となった。

019 ○

新生児死亡とは、生後4週間未満の新生児の死亡であり、乳児死亡に含まれる。乳児死亡率も新生児死亡率も出生数に対する率であるので、常に新生児死亡率は乳児死亡率より低い。

020 ○

平均余命とは、X歳の人がその後何年生きられるかという期待値であり、X歳以上の定常人口を生存数で割って求められる。年齢ごとに平均余命を示すことができる。

021 ○

平均余命は、その年齢以上の年齢別死亡率から計算される。その年齢に達するまでの生存時間である年齢は関係しない。

022 ○

023 わが国の平均寿命は、世界的に見て男女ともに最も長い。

□□□

024 頻出 平均寿命が延伸した理由に、乳児死亡率の低下がある。

国試18-04

□□□

025 推計患者数は、傷病統計における患者調査で得られる指標である。

国試 11追-05

□□□

026 頻出 患者調査で、外来の受療率を推計できる。

国試17-04

□□□

027 糖尿病の受療率と総患者数を報告している調査は、国民健康・栄養調査である。

国試09-05

□□□

028 病院報告は、標本調査である。

□□□

平均寿命とは、0歳の子どもが平均して何年生きられるかを予測した数値である。わが国は、世界的に見ると、女性は第1位（87.3歳）であるが、男性は第2位（81.2歳）である〔平成30（2018）年〕。

023 ×

わが国では乳児死亡率は年々低下しており、世界有数の低率となっている。乳児死亡率が低下するということは、1歳未満児の死亡率が低下することであり、全体としての平均寿命が延びる要因となる。

024 ○

傷病統計における患者調査で得られるのは、推計患者数、受療率、退院患者の平均在院日数、主な傷病の総患者数である。

025 ○

患者調査では、病院や診療所を利用する患者数や利用状況を把握するため、層化無作為に抽出した医療施設を母集団として患者を抽出し、患者数を推計している。それにより、外来の受療率や傷病別の患者数などを推計できる。

026 ○

糖尿病の受療率と総患者数を報告しているのは、患者調査である。国民健康・栄養調査では、糖尿病が強く疑われる者や可能性を否定できない者の割合等を調査している。

027 ×

病院報告は、全国の病院および療養病床を有する診療所を対象に、患者の利用状況、病院の従事者の状況を調査する全数調査である。国民生活基礎調査が標本調査である。

028 ×

---

9 年齢３区分別人口と諸指標の推移

年	年齢３区分別人口（千人）				年齢３区分別人口構成割合（%）			指数			
	総数	年少人口(～15歳)	生産年齢人口(15～64歳)	老年人口(65歳～)	年少人口(～15歳)	生産年齢人口(15～64歳)	老年人口(65歳～)	年少人口指数	老年人口指数	従属人口指数	老年化指数
昭和25年(1950)	83,200	29,428	49,658	4,109	35.4	59.7	4.9	59.3	8.3	67.5	14.0
昭和35年(1960)	93,419	28,067	60,002	5,350	30.0	64.2	5.7	46.8	8.9	55.7	19.1
昭和45年(1970)	103,720	24,823	71,566	7,331	23.9	69.0	7.1	34.7	10.2	44.9	29.5
昭和55年(1980)	117,060	27,507	78,835	10,647	23.5	67.4	9.1	34.9	13.5	48.4	38.7
平成 2年(1990)	123,611	22,486	85,904	14,895	18.2	69.7	12.1	26.2	17.3	43.5	66.2
平成 7年(1995)	125,570	20,014	87,165	18,261	16.0	69.5	14.6	23.0	20.9	43.9	91.2
平成12年(2000)	126,926	18,472	86,220	22,005	14.6	68.1	17.4	21.4	25.5	46.9	119.1
平成17年(2005)	127,768	17,521	84,092	25,672	13.8	66.1	20.2	20.8	30.5	51.4	146.5
平成18年(2006)	127,770	17,435	83,731	26,604	13.7	65.5	20.8	20.8	31.8	52.6	152.6
平成19年(2007)	127,771	17,293	83,015	27,464	13.5	65.0	21.5	20.8	33.1	53.9	158.8
平成20年(2008)	127,692	17,176	82,300	28,216	13.5	64.5	22.1	20.9	34.3	55.2	164.3
平成21年(2009)	127,510	17,011	81,493	29,005	13.3	63.9	22.8	20.9	35.6	56.5	170.5
平成22年(2010)	128,057	16,803	81,032	29,246	13.2	63.8	23.0	20.7	36.1	56.8	174.0
平成23年(2011)	127,799	16,705	81,342	29,752	13.1	63.6	23.3	20.5	36.6	57.1	178.1
平成24年(2012)	127,515	16,547	80,175	30,793	13.0	62.9	24.1	20.6	38.4	59.0	186.1
平成25年(2013)	127,414	16,390	79,010	31,898	12.9	62.1	25.1	20.7	40.4	61.1	194.6
平成26年(2014)	127,237	16,233	77,850	33,000	12.8	61.3	26.0	20.9	42.4	63.2	203.3
平成27年(2015)	127,095	15,945	77,282	33,868	12.5	60.8	26.6	20.8	43.9	64.7	210.6
平成28年(2016)	126,933	15,780	76,562	34,591	12.4	60.3	27.3	20.6	45.2	65.8	219.2
平成29年(2017)	126,706	15,592	75,962	35,152	12.3	60.0	27.7	20.5	46.3	66.8	225.4
平成30年(2018)	126,443	15,415	75,451	35,578	12.2	59.7	28.1	20.4	47.2	67.6	230.8

昭和45年までは沖縄県を含まない。
総務省統計局「人口推計」〔平成24～30（2012～2018）年〕より作成

10 人口動態統計の概況

	実数			率	
	平成30年(2018)	平成29年(2017)	対前年増減	平成30年(2018)	平成29年(2017)
出生	918,400	946,146	△ 27,746	7.4	7.6
死亡	1,362,470	1,340,567	21,903	11.0	10.8
乳児死亡	1,748	1,762	△ 14	1.9	1.9
自然増減	△444,070	△394,421	△49,649	△ 3.6	△ 3.2
死産	19,614	20,364	△ 750	20.9	21.1
周産期死亡	2,999	3,309	△ 310	3.3	3.5
婚姻	586,481	606,952	△ 20,471	4.7	4.9
離婚	208,333	212,296	△ 3,963	1.7	1.7
合計特殊出生率				1.42	1.43

厚生労働省「平成30年（2018）人口動態統計（確定数）の概況」より作成

11 性・主要死因別にみた年齢調整死亡率（人口10万対）の推移

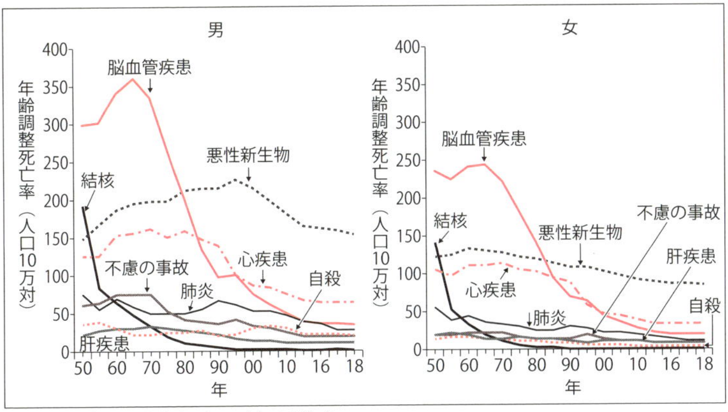

厚生労働省「人口動態統計」（2018年）より作成

12 部位別にみた悪性新生物の年齢調整死亡率（人口10万対）の推移

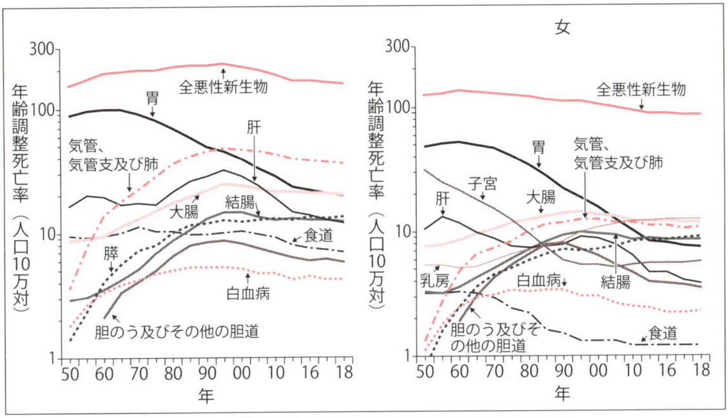

厚生労働省「人口動態統計」（2018年）より作成
注1　大腸は、結腸と直腸S状結腸移行部及び直腸を示す。ただし、昭和40年までは直腸肛門部を含む。
注2　結腸は、大腸の再掲である。
注3　肝は、肝及び肝内胆管で示す。
注4　年齢調整死亡率の基準人口は「昭和60年モデル人口」である。

4 健康状態・疾病の測定と評価

疾病頻度を表す指標や曝露効果の測定、疫学の方法について、用語の定義をまとめて把握しましょう。コホート研究と症例対照研究の比較や、スクリーニング検査における敏感度と特異度の関係などが問われています。

001 □□□

罹患率は、一定期間中のいずれかの時点で疾病を有していた人数を、危険曝露人口で割ったものである。

国試10-09

002 □□□

時点有病率は、ある一時点において疾病を有する人数を、危険曝露人口で割ったものである。

国試10-09

003 □□□

有病率は、横断研究に基づき算出できる疫学指標である。

国試13-06

004 □□□

致命率は、一定期間中にある疾病で死亡した人数を、総人口で割ったものである。

国試10-09

005 □□□

寄与危険は、要因曝露群の罹患のうち、曝露を取り除くことによって減らすことのできる罹患の割合を表すものである。

006 □□□

コホート研究において、要因曝露群での罹患率がA、非曝露群での罹患率がBであった場合、寄与危険はA－Bとなる。

国試11追-07

KEYWORD

罹患率　有病率　致命率　寄与危険　コホート研究
症例対照研究　オッズ比　介入研究　ランダム化比較試験
量-反応関係　メタアナリシス　スクリーニング
敏感度　EBM　インフォームド・コンセント

---

001 ×

罹患率は、単位人口当たり単位時間当たりの疾病発生数（新規に疾病に罹患した率）をいい、次式で表される。
罹患率＝ある期間中に新規に発症した患者数/一人の観察時間の合計（人・年）。ゼミ13

---

002 ○

時点有病率は、「有病率」ともよばれ、次式で表される。
有病率＝ある集団のある時点における有病者数/疾患に曝露される危険のある集団。ゼミ13

---

003 ○

横断研究とは、ある集団のある一時点における疾患の有無と要因を調査するものであり、疾患の指標として有病率が用いられる。

---

004 ×

致命率とは、ある疾病の罹患者がその疾病で死亡する割合をいい、次式で表される。
致命率＝ある疾病による死亡数/ある疾病の罹患数。ゼミ13

---

005 ×

要因曝露群の罹患のうち、曝露を取り除くことによって減らすことのできる罹患の割合を表すものは、寄与危険割合である。寄与危険を曝露群の罹患率で除したものである。ゼミ14

---

006 ○

寄与危険は、要因に曝露した群のうち疾病に罹患した人の率（A）と、要因に曝露していない群のうち疾病に罹患した人の率（B）の差（A－B）をいう。

007
頻出
□□□

エビデンスの質は、コホート研究より横断研究の方が高い。

国試15-07

008
□□□

都道府県別の食塩摂取量と脳卒中年齢調整死亡率の関連を調べたものは、生態学的研究である。

国試08-05

009
□□□

コホート研究では、追跡調査開始時に、対象者にベースライン調査を行う。

010
□□□

追跡期間中に調査対象の疾患以外で死亡した者は、コホート研究の対象から除外する。

011
□□□

コホート研究（cohort study）が症例対照研究（case-control study）より優れているのは、調査人数が少なくてすむ点である。

国試06-07

012
頻出
□□□

症例対照研究に比べてコホート研究が優れているのは、要因曝露情報に、偏り（バイアス）が生じにくい点である。

国試10-07

013
□□□

症例対照研究に比べて、コホート研究が優れているのは、罹患率を計算することができる点である。

国試10-07

014
重要
□□□

肺がん患者と非肺がん患者の喫煙歴を調査する研究は、コホート研究である。

横断研究は、事象と要因の関連性については評価できるが、一時点での調査であるため、時間的な因果関係が評価できない。したがって、調査に時間軸をもつコホート研究の方がエビデンスの質が高い。ゼミ15

007 ×

生態学的研究とは、地域や集団を単位として、集団ごとの疾病頻度と曝露要因との関連を、異なる地域または時間で比較し、疾病異常の危険因子を特定することである。

008 ○

コホート研究では、危険因子に対する曝露の有無を調査開始時でチェックし、追跡調査にて曝露群と非曝露群における疾病発生の状況を観察する。

009 ○

追跡期間中に調査対象の疾患以外で死亡した者であっても、それ以前の追跡期間には当該疾患に罹患する可能性もあったためコホート研究の対象に含める。

010 ×

調査人数が少なくてすむのは、症例対照研究である。コホート研究では、多くの人数と期間を必要とする追跡調査を行うため、手間と費用を要するが、信頼度は高い。

011 ×

コホート研究は、曝露と健康事象発生の時間の関連性が明白なため、要因曝露情報について正確で偏りが生じにくい。一方、症例対照研究は、種々の偏りが生じやすい。ゼミ16

012 ○

コホート研究では、研究開始時に疾病に罹患していない者を対象とし、その後の罹患状況を観察するため、罹患率が算出できる。一方、症例対照研究では罹患率は算出できない。ゼミ16

013 ○

肺がん患者と非肺がん患者の喫煙歴を調査する研究は、症例対照研究である。

014 ×

015 症例対照研究において、症例群における要因曝露者がA人、非曝露者がB人、対照群における要因曝露者がC人、非曝露者がD人のときのオッズ比は(A/D)/(C/B)となる。 国試09-06

□□□

016 頻出

症例対照研究で得られる情報に、相対危険がある。

□□□

017 重要

症例対照研究は、比較的まれな疾患の分析疫学に用いられる。

□□□

018 症例対照研究では、症例と比較する対照群は、他疾患と診断された患者や住民から選ぶ。

□□□

019 重要

症例対照研究は、介入研究よりも因果関係をみるのに適している。

□□□

020 症例対照研究では、対照群は無作為に選ぶ必要がある。

□□□

021 症例対照研究においては、症例群と対照群で、過去の要因曝露状況を比較する。

国試11-06

□□□

022 症例対照研究は、コホート研究よりも時間がかかる。

国試11-06

□□□

症例群における曝露の比（A/B）が対照群における曝露の比（C/D）の何倍か｛(A/B)／(C/D)｝が、オッズ比である。ゼミ17

015 ×

相対危険および寄与危険は、いずれもコホート研究によって得られる情報である。症例対照研究で得られる情報はオッズ比であり、相対危険の近似値である。ゼミ17

016 ×

症例対照研究は、罹患者を把握して対照群との比較を行い、発生の割合を比率（オッズ比）で評価するため、比較的まれな疾患の調査が可能である。コホート研究ではまれな疾患で罹患率を得るためには大人数での調査が必要となり、調査が困難である。

017 ○

症例対照研究の対照群には、対象疾患に罹患していない者を選ぶ。対照群の選出方法には、病院内の他疾患と診断された者や一般住民から選ぶ方法がある。

018 ○

症例対照研究は対象に介入しない観察研究だが、介入研究は因果関係を明らかにするために対象に意図をもって介入を行うため、因果関係をみるのに適している。

019 ×

症例対照研究では、対照群を必ずしも無作為に選ぶ必要はない。症例とマッチさせる場合もある。

020 ×

症例対照研究とは、症例群と対照群を設定し、両群間の要因曝露状況を過去にさかのぼり比較する研究方法で、後向き研究である。

021 ○

症例対照研究は後向き研究であり、対象者の追跡調査を必要とせず、過去の対象者の曝露情報を調べるだけでよいため、前向きコホート研究に比べ時間や費用、労力もかからない。

022 ×

023 頻出 ランダム化比較試験では、乱数表を用いて、研究対象者を介入群と対照群とに分ける。

□□□ 国試09-07

024 ランダム化比較試験では、介入群には試験薬を、対照群にはプラシーボ（placebo）を投与する。

□□□ 国試09-07

025 ランダム化比較試験では、無作為割付けを行う前に、インフォームド・コンセントを得る。

□□□ 国試09-07

026 ランダム化比較試験では、セレクション・バイアス（選択バイアス）を排除しやすい。

□□□

027 ランダム化比較試験は、薬効の評価に有用である。

□□□

028 交絡因子は、多いほど因果関係がわかりやすい。

□□□

029 量-反応関係は、疫学的因果関係を評価する重要な要素である。

□□□

030 頻出 スクリーニングは、有病率が高い疾病に適している。

□□□ 国試19-05

ランダム化比較試験における無作為化の方法には、乱数表などが使用される。比較する群の既知の交絡因子分布の均等や、未知の交絡因子の影響の低減が目的である。

023 ○

ランダム化比較試験（RCT）では、対象者を、同一集団から無作為に介入群（試験薬投与）と対照群（介入を受けない群、有効成分を含まない偽の薬であるプラシーボ投与）に割りつけ、比較する。

024 ○

ランダム化比較試験では無作為割付けを行う前に、介入群と対照群とで対象者に有益やリスクの差が出ることが予想されるため、対象者に研究の目的、方法、対象者の負担等を十分に説明し、インフォームド・コンセントを得ることを原則とする。

025 ○

調査対象集団が母集団全体を反映していないことにより生じる誤差を選択バイアスという。被験者を無作為に介入群と比較対照群に分けるため、排除しやすい。

026 ○

治験や臨床試験などで、被験者を無作為に介入群（治験薬群）と対照群(非治験薬群)に割り付けて実施し、評価を行う介入研究である。医療用薬剤の治験に利用される。

027 ○

交絡因子とは、要因(曝露因子)の結果(疾病発生)への影響を調べる際に、曝露因子と疾病発生の両方に関連をもつ要素で評価に混乱を招く因子をいい、多いほどわかりにくい。

028 ×

量-反応関係とは、要因（有害物の負荷量）と集団における生体反応の関係（疾病の罹患率）を調べるためのものをいう。量-反応関係があれば、因果関係が示唆される。

029 ○

スクリーニングにおいて、検査結果が陽性であると判定された場合に真の陽性である確率（陽性反応的中率）は、疾患の有病率に大きく左右され、有病率が高いほど、スクリーニングで正しく陽性となる者を抽出できる。

030 ○

031

敏感度は、検査陽性になった人のうち、真に疾病Aを有する人の割合である。

国試 **10-08**

□□□

032

スクリーニングでは、敏感度が増加すると、偽陰性の割合が増加する。

□□□

033

頻出

スクリーニングでは、敏感度と特異度は、一方が高くなると他方が低くなるという関係にある。

□□□

034

重要

陽性反応的中度は、対象集団における疾病Aの有病率によって変わる。

国試 **10-08**

□□□

035

ROC曲線は、縦軸を敏感度、横軸を偽陽性率として描く。

国試 **10-08**

□□□

036

重要

有病率10%の疾患について1,000人にスクリーニング検査を実施した場合、敏感度60%、特異度90%では、偽陽性となる者の期待人数は60人である。

□□□

037

スクリーニングを集団に適用する場合、スクリーニングの経済性はあまり問題でない。

□□□

038

スクリーニングを集団に適用する場合、疾患の早期発見が治療効果に結びつく必要がある。

□□□

敏感度は、真に疾病Aを有する人のうち検査陽性になる人の割合である。{疾病Aありの人のうち検査陽性の人数÷疾病Aありの人数} で算出できる。**ゼミ18**

031 ×

敏感度(感度)とは、疾病を有する者をスクリーニング陽性(異常)とする率をいう。敏感度が増加すると、疾病ありが正しく陽性と判定されるため、偽陰性の割合が減少する。

032 ×

敏感度と特異度は、一方が高くなると他方が低くなるというトレードオフの関係にある。

033 ○

陽性反応的中度は、検査陽性になった人のうち、真に疾病Aを有する人の割合である。{疾病Aありの人のうち検査陽性の人数÷検査陽性の人数} で算出できる。

034 ○

ROC曲線は縦軸が敏感度、横軸が偽陽性率（1－特異度）でプロットされる。

035 ○

偽陽性とは疾病なしの者が検査で陽性とされる場合をいい、90人である(疾病なしの者900人のうち、検査陰性810人、検査陽性90人)。60人は真陽性者の期待人数である。

036 ×

スクリーニングとは、検診者の中から疾病の疑いのある者を選別する（ふるい分ける）ことをいう。ある程度以上の経済性がないと、スクリーニングとしては成り立たない。

037 ×

早期発見しても治療効果に結びつかないものはスクリーニングの意義がない。神経芽細胞腫のスクリーニングが中止されたのはこの理由による。

038 ○

039

メタアナリシスは、ランダム化比較試験の一種である。

□□□

---

040 重要

メタアナリシスは、複数の分析疫学研究を量的に総合評価する方法である。

□□□

---

041 頻出

メタアナリシスは、複数の研究において得られた効果を総合的に判断するときに有用である。

国試19-06

□□□

042

「根拠（evidence）に基づく保健対策」において質が最も高い根拠は、ランダム化比較試験のメタアナリシスから得られた根拠である。

国試 11追-08

□□□

---

043 重要

研究対象者は、研究参加を一度同意すると撤回できない。

国試18-06

□□□

044

「疫学研究に関する倫理指針（厚生労働省・文部科学省、平成25年改正）」では、すべての研究において、インフォームド・コンセントを必要とするとされている。

□□□

メタアナリシスは、ある課題に関する研究結果を系統的に収集し、それらを統合して質的、量的に分析する手法であり、ランダム化比較試験とは異なる。

039 ×

メタアナリシスとは、あるテーマについて複数の研究結果を系統的に集め、それらを統合して質的、量的に分析する手法である。複数の対象集団に共通した傾向を把握できる。

040 ○

通常の研究でも複数の研究を踏まえて行われているが、その研究の選ばれ方や解釈は研究者の主観が影響している。そのため、研究結果を総合的に判断するには、メタアナリシスが有用である。

041 ○

メタアナリシスは、複数の試験結果を統合して分析する統計学的方法であり、分析元となる結果がランダム化比較試験である場合、その根拠の質は最も高いものとなる。

042 ○

人を対象とした臨床研究では、ヘルシンキ宣言に基づき、研究対象者は自分が不利益とならないよう、撤回書などを提出することで、いつでも不利益なしに研究への参加拒否や同意を撤回することができる。

043 ×

研究を行う際は、インフォームド・コンセントを得ることが原則であるが、研究の方法によっては倫理審査委員会の承認を得るなど定められた手続きをとれば、必ずしも必要とはしない。

044 ×

TOKU-ICHI ゼミ

13 疾病頻度の指標

期間有病率	期間患者数 ÷ 人口 観察期間中にその疾病があった者の割合
時点有病率	一時点の患者数 ÷ 人口 ある一時点でその疾病があった者の割合
罹患率	新発生患者数 ÷ 人年 観察期間中に新たに発病した人数を観察期間の総和（人年）で割ったもの（発病時点で分母から除外）
死亡率	期間死亡数 ÷ 人口 観察期間中にその疾病で死亡した者の割合
致命率	患者死亡数 ÷ 患者数 患者のなかで、その疾病で死亡した者の割合

14 コホート研究の相対危険度と寄与危険度

相対危険度	要因曝露により罹患率や死亡率が何倍になるかを示す。 1以上は危険因子、1未満は予防因子。 相対危険度＝曝露群の罹患率 ÷ 非曝露群の罹患率
寄与危険度	要因曝露により罹患率や死亡率がどれだけ増減したのかを示す。 寄与危険度＝曝露群の罹患率－非曝露群の罹患率

15 疫学結果の信頼性

1. 無作為化比較対照試験
2. コホート研究
3. 症例対照研究
4. 地域相関研究
5. 横断研究
6. 症例報告

高い ↑ 信頼性 ↓ 低い　　困難 ↑ 実施 ↓ 容易

EBMでの疫学の信頼性の分類

Ⅰa：複数の無作為化比較対照試験（RCT）のメタ解析の結果
Ⅰb：少なくとも1つのRCTの結果
Ⅱa：少なくとも1つの非無作為化比較対照試験の結果
Ⅱb：少なくとも1つの他のタイプのよくデザインされた準実験的研究
Ⅲ　：比較研究・相関研究・ケースコントロール研究などよくデザインされた観察的研究
Ⅳ　：専門委員会の報告や意見、権威者の臨床経験

（米国医療政策研究局）

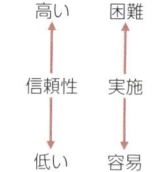

16 コホート研究と症例対照研究の比較

	コホート研究	症例対照研究
観察対象者数	多い	少ない
対象者の偏り	小さい	大きい
調査期間	長い	短い
まれな疾患	不適	適
潜伏期間が長い疾患	不適	適
複数疾患の同時調査	適	不適
曝露情報の信頼性	高い	低い
コスト	大きい	小さい
要因と疾病の時間的順序	明確	不明確

17 症例対照研究のオッズとオッズ比

オッズ……要因曝露がない者に対する曝露がある者の比
オッズ比……患者群のオッズと対照群のオッズの比

	患者群	対照群
要因曝露	a	b
要因非曝露	c	d

患者群のオッズ＝a ÷c
対照群のオッズ＝b ÷d
オッズ比＝a/c÷b/d

18 スクリーニングの指標

	陽性	陰性	計
疾病あり	a 真陽性	b 偽陰性	a＋b
疾病なし	c 偽陽性	d 真陰性	c＋d

敏感度＝a÷（a＋b）　疾病がある者を陽性とする割合
特異度＝d÷（c＋d）　疾病がない者を陰性とする割合
陽性反応的中度＝a÷（a＋c）　陽性者で疾病がある者の割合

5 生活習慣（ライフスタイル）の現状と対策

国民健康・栄養調査については、内容が問われます。また厚生労働省などが作成した健康づくりのための指針について、どのようなものがあるかを把握しておきましょう。

001 健康の「生物心理社会モデル」は、救命・疾患治療の医学の考え方を、さらに発展させたものである。 国試12-09 □□□

002 頻出 「健康日本21（第二次）」の「高齢者の健康」に含まれる目標項目には、介護保険サービス利用者の増加の抑制が含まれる。 国試16-07 □□□

003 重要 「健康日本21（第二次）」では、成人喫煙率の数値目標が示されている。 国試17-07 □□□

004 平成29年国民健康・栄養調査では、朝食の欠食率が最も高いのは、男女ともに20歳代である。 □□□

005 平成29年国民健康・栄養調査では、メタボリックシンドロームが疑われる者の割合は、40歳以上において加齢とともに増加する。 □□□

006 平成29年国民健康・栄養調査では、運動習慣を有する者の割合は、男女ともに約1割である。 □□□

KEYWORD

生物心理社会モデル　健康日本21（第二次）
国民健康・栄養調査　生活習慣病　喫煙　飲酒
運動　睡眠　休養　歯科保健

健康の生物心理社会モデルは、疾患の原因を患者内部だけの事象とせず、生物的・心理的・社会的要因の総合的な把握が疾病の理解や治療に役立つと提唱するものである。

001 ○

「健康日本21（第二次）」の「高齢者の健康」に含まれる目標項目には、介護保険サービス利用者の増加の抑制のほか、認知機能低下ハイリスク高齢者の把握率の向上、ロコモティブシンドロームを認知している国民の割合の増加などがある。ゼミ19

002 ○

「健康日本21（第二次）」では、成人喫煙率の目標値を12％に減少するとしている。そのほか、未成年や妊婦の喫煙、受動喫煙の目標値0％が掲げられている。ゼミ19

003 ○

平成29（2017）年国民健康・栄養調査における朝食の欠食率が最も高いのは、男女ともに20歳代である（男性30.6%、女性23.6%）。

004 ○

平成29（2017）年国民健康・栄養調査では、メタボリックシンドロームが疑われる者の割合は、男女ともに40歳以上において加齢とともに増加している。

005 ○

平成29（2017）年国民健康・栄養調査における運動習慣を有する者の割合は、男女とも約3割である（男性35.9%、女性28.6%）。ゼミ20

006 ×

007 平成29年国民健康・栄養調査では、運動習慣のある者の割合は、男女とも70歳代で高い。

□□□

008 重要 健康づくりのための身体活動基準2013では、身体活動量、運動量、体力の基準値が示されている。

□□□

009 健康づくりのための身体活動基準2013において、身体活動は、運動と生活活動とに分類される。

国試13-08

□□□

010 健康づくりのための身体活動指針2013において、身体活動の量は最大酸素摂取量で表される。

□□□

011 重要 健康づくりのための身体活動基準2013において、身体活動はメンタルヘルス不調の一次予防として有効だとされている。

国試15-09

□□□

012 頻出 成人女性では、20～40歳代の喫煙率が高い。

□□□

013 頻出 男性の喫煙率は、低下傾向にある。

□□□

014 頻出 2000年以降のわが国の喫煙率は、成人女性では欧米先進国と比較して高い。

国試13-09

□□□

平成29（2017）年国民健康・栄養調査における運動習慣のある者の割合は、男性では30歳代、女性では20歳代で最も低く、男女とも70歳以上で最も高くなる。

007 ○

健康づくりのための身体活動基準2013では、血糖・血圧・脂質が基準範囲内の18～64歳に対して身体活動量、運動量、体力の基準値が示されている。

008 ○

身体活動とは、安静にしている状態よりも多くのエネルギーを消費する全ての動作を指し、体力の維持・向上のための運動と日常生活における生活活動とに分類される。

009 ○

最大酸素摂取量とは、単位時間内に体内に取り込むことができる酸素量の最大値で、全身持久力を表す。身体活動量は、メッツ・時で表される。ゼミ21

010 ×

健康づくりのための身体活動基準2013では、身体活動はメンタルヘルス不調の一次予防となるとしている。「社員が身体活動を増やし、運動しやすい職場づくり」という視点が重要である。

011 ○

平成29（2017）年国民健康・栄養調査によると、現在習慣的に喫煙している者の割合は、女性では、30歳代（8.5%）、40歳代（12.3%）、50歳代（9.8%）に多い。ゼミ22

012 ○

平成29（2017）年国民健康・栄養調査によると、男性の喫煙率は年々低下し、10年前の39.4%から29.4%へと低下している。ゼミ22

013 ○

WHOの世界保健統計2018によると、成人女性で最も喫煙率が高い国はモンテネグロで44.0%、先進国ではフランスが30.1%と高く、日本は11.2%と低いほうである。

014 ×

015 喫煙は、成人の歯周疾患のリスクファクターである。

国試06-14

□□□

重要

016 喫煙は、慢性閉塞性肺疾患（COPD）を引き起こす原因となる。

□□□

重要

017 喫煙防止対策のハイリスクアプローチには、医療保険による禁煙指導がある。

□□□

---

018 ニコチン依存症の禁煙希望者に対する禁煙指導は、健康保険適用となった。

□□□

---

019 たばこの広告の制限は、たばこ対策のポピュレーション戦略である。

国試10-11

□□□

重要

020 受動喫煙は、乳幼児突然死症候群を引き起こす原因となる。

□□□

---

021 健康増進法に、受動喫煙の防止に関する規定がある。

国試12-11

□□□

---

022 非喫煙者のうち、受動喫煙の機会が多い者ほど、血中コチニン濃度が高い。

国試07-09

□□□

015
喫煙は、一酸化炭素やニコチンなどが歯周組織に悪影響を及ぼすため、糖尿病と並んで歯周病の二大危険因子の一つとなっている。
○

016
慢性閉塞性肺疾患（COPD）とは、気道や肺胞に障害を生じて通常の呼吸ができなくなる肺気腫や慢性気管支炎などを指し、喫煙者の15%に認められる。また、受動喫煙でも発症する。
○

017
医療保険による禁煙指導や保健所の禁煙指導教室は、禁煙を希望する喫煙者を対象にしたハイリスクアプローチである。
○

018
平成18（2006）年度診療報酬改定において、ニコチン依存症管理料が新設され、１日の喫煙本数×年数などの条件を満たせば健康保険で禁煙指導が受けられるようになった。また、平成28（2016）年の改定により、若年者（35歳未満）も保険禁煙治療の対象となった。
○

019
ポピュレーション戦略とは、対象集団全体を好ましい方向に誘導する手法であるため、たばこの広告の制限はポピュレーション戦略である。
○

020
厚生労働省は、父母などの喫煙に起因する受動喫煙が、うつぶせ寝、非母乳哺育と並んで乳幼児突然死症候群のリスクファクターであるとして啓発に努めている。
○

021
受動喫煙を防止するために、平成30（2018）年7月に改正健康増進法が成立し、令和2（2020）年4月1日より全面施行となった。これにより、多くの施設において屋内が原則禁煙となり、禁煙室の設置や標識掲示が義務づけられた。
○

022
平成15年国民健康・栄養調査では、非喫煙者のうち、受動喫煙の機会がほぼ毎日あった者で血中コチニン濃度が7.8ng/mL、時々あった者で3.5ng/mL、全くない者で2.5ng/mLだった。コチニンはニコチンの代謝産物で、受動喫煙の指標となる。
○

023 「健康日本21（第二次）」では、未成年者の受動喫煙をなくす目標を設定している。

□□□

024 わが国はたばこ規制に関する世界保健機関枠組条約を批准している。

□□□

025 生活習慣病のリスクを高める飲酒量とは、純アルコール摂取量で、男性80g/日以上である。

頻出

□□□

026 酒類消費量は、平成13年以降低下傾向を示している。

□□□

027 生活習慣病のリスクを高める量の飲酒をしている男性は、女性の2倍以上である。

□□□

028 アルコールを長期間大量に摂取すると、肝臓に脂肪が蓄積する。

重要

□□□

029 アルデヒド脱水素酵素（ALDH）遺伝子型診断によって、急性アルコール中毒を発症しやすい人を推定できる。

国試10-10

□□□

030 飲酒した未成年者は、アルコール健康障害対策基本法により罰せられる。

頻出

国試18-8

□□□

023 ×

「健康日本21（第二次）」では、未成年者の喫煙を令和4（2022）年度までに0%にするという目標を設定している。

024 ○

平成15（2003）年のWHO総会において、「たばこ規制に関する世界保健機関枠組条約」が採択され、わが国は平成16（2004）年6月に批准した。

025 ×

生活習慣病のリスクを高める飲酒量とは、純アルコール摂取量で、男性40g/日以上、女性20g/日以上である。なお、純アルコール摂取量20gとは、ビール中瓶1本（約500mL）、ウイスキー（60mL）に相当する。

026 ○

国税庁の調べでは、わが国の酒類消費量は、平成13（2001）年以降低下傾向を示している。

027 ×

平成29（2017）年国民健康・栄養調査によると、生活習慣病のリスクを高める量の飲酒をしている者の割合は、男性14.7%、女性8.6%であり、男性は女性の1.7倍ほどである。
ゼミ23

028 ○

アルコールを長期間大量に摂取すると、肝臓での脂肪合成が亢進し、肝臓に脂肪が蓄積するため、脂肪肝になりやすい。

029 ○

遺伝子型診断でアルコール脱水素酵素の活性量が推定できることから、急性アルコール中毒などを発症しやすいアルコールに弱い人を推定できる。

030 ×

未成年の飲酒を禁じているのは、未成年者飲酒禁止法である。同法律では未成年の飲酒を禁じているが、飲酒した未成年に罰則はない。未成年者の飲酒を制止しなかった親権者や、未成年が飲むと知っていて酒類を販売した営業者には罰則がある。

031 妊産婦のための食生活指針では、妊娠中の飲酒防止に努めるよう明記している。

国試10-10

□□□

032 健康づくりのための睡眠指針2014（厚生労働省、平成26年）では、覚醒時の日光への曝露が推奨されている。

□□□

033 健康づくりのための休養指針には、「旅に出かけて、こころの切り換えを」という項目がある。

□□□

034 健康づくりのための休養指針には、「週に3回定期的に運動を行う」という項目がある。

□□□

035 労働者のメンタルヘルス不調を防ぐストレスチェックの実施者は、産業医に限られる。

□□□

036 重要

学童のう蝕罹患率は、低下している。

□□□

037 「健康日本21（第二次）」の歯科保健行動の目標設定に、「進行した歯周炎の減少」がある。

□□□

038 歯科保健において、近年は、むし歯だけでなく、歯周疾患にも重点が置かれている。

□□□

妊産婦のための食生活指針では、妊娠、授乳中は、禁酒・禁煙・受動喫煙の防止に努めるよう明記されている。 **031** ○

健康づくりのための睡眠指針2014では、1日の覚醒と睡眠のタイミングを司る体内時計をリセットするには、起床後なるべく早く日光を浴びることが望ましいと示されている。ゼミ24 **032** ○

健康づくりのための休養指針では、「生活にリズムを」の項目のなかで、「旅に出かけて、こころの切り換えを」と謳っている。 **033** ○

健康づくりのための休養指針では、運動についての具体的な記述はない。 **034** ×

仕事における心理的な負担を把握するため、平成26年に労働安全衛生法が改正され、ストレスチェックが制度化された。ストレスチェックは医師に限らず、保健師や厚生労働大臣が定める研修を修了した看護師または精神保健福祉士が実施できる。 **035** ×

学童のう蝕罹患率は、近年大きく低下している。 **036** ○

「健康日本21(第二次)」では、成人期の歯周病予防として、進行した歯周炎に罹患している者の割合を、令和4（2022）年度までに40歳代で25%､60歳代で45%にするとしている。 **037** ○

歯周疾患は、糖尿病をはじめ、呼吸器系疾患、心疾患などとの関連があるとされ、健康増進法に基づき歯周疾患検診が実施されている。ゼミ25 **038** ○

039

中・高校生の歯科保健対策では、う歯の早期治療が重視される。

国試10-13

□□□

040

1歳6か月児歯科健康診査では、不正咬合の早期発見を行う。

□□□

041

「健康日本21（第二次）」では、「8020運動」の達成目標を前回と同じとした。

□□□

042

重要

80歳で20本以上の歯を有する者の割合は、5割を超えている。

□□□

043

重要

永久歯喪失の予防のため、禁煙が勧められる。

国試12-12

□□□

044

重要

介護予防事業として、「口腔機能の向上」に関するサービスが提供されている。

国試09-10

□□□

中・高校生ではう歯の予防が最重要であるが、いずれの年代でも早期発見・早期治療は必要である。 **039** ○

1歳6か月児歯科健康診査では、乳歯う歯の予防を行う。不正咬合の早期発見は3歳児歯科健康診査で行う。 **040** ×

「80歳以上で20歯以上の自分の歯を有する者の割合の増加」の「健康日本21」での目標値20%は最終的に達成され、「健康日本21（第二次）」での目標値は50%と設定された。 **041** ○

80歳で20本以上の歯を有する者の割合は、前回の調査より増加しているが、80～84歳で44.2%、85歳以上で25.7%である〔平成28（2016）年歯科疾患実態調査〕。 **042** ×

喫煙は歯周病の原因の一つであり、歯周病は永久歯喪失を引き起こす危険要因になる。 **043** ○

介護予防事業には、口腔機能の向上のほか、運動器の機能向上、栄養改善などがある。 **044** ○

19 健康日本21（第二次）の主な目標

項目			現状*3		目標
			男性	女性	
健康寿命・健康格差	健康寿命の延伸（日常生活に制限のない期間の平均の延伸）		72.14年	74.79年	平均寿命の増加分を上回る健康寿命の増加*1
	健康格差の縮小（日常生活に制限のない期間の平均の都道府県格差の縮小）		2.00年	2.70年	都道府県格差の縮小*1
がん	75歳未満のがんの年齢調整死亡率の減少（10万人当たり）		76.1		73.9*4
	がん検診の受診率の向上	胃がん	46.4%	35.6%	50%（胃がん、肺がん、大腸がんは当面40%）*4
		肺がん	51.0%	41.7%	
		大腸がん	44.5%	38.5%	
		子宮頸がん	—	42.4%	
		乳がん	—	44.9%	
循環器疾患	脳血管疾患・虚血性心疾患の年齢調整死亡率の減少（10万人当たり）	脳血管疾患	36.2	20	男性41.6、女性24.7*1
		虚血性心疾患	30.2	11.3	男性31.8、女性13.7*1
	高血圧の改善（収縮期血圧の平均値の低下）		136mmHg	130mmHg	男性134mmHg、女性129mmHg*1
	脂質異常症の減少	TC240mg/dL以上の割合	10.8%	20.1%	男性10%、女性17%*1
		LDL-C160mg/dL以上の割合	7.5%	11.3%	男性6.2%、女性8.8%*1
	メタボリックシンドロームの該当者及び予備群の減少		約1412万人*4		平成20年度と比べて25%減少*4
	特定健康診査・特定保健指導の実施率の向上	特定健康診査の実施率	50.1%*4		70%以上*2
		特定保健指導の実施率	17.5%*4		45%以上*2
糖尿病	合併症（糖尿病腎症による年間新規透析導入患者数）の減少		16,103人		15,000人*1
	治療継続者の割合の増加		64.3%		75%*1
	血糖コントロール指標におけるコントロール不良者の割合の減少		0.96%*5		1.0%*1
	糖尿病有病者の増加の抑制		1000万人		1,000万人*1
COPD	COPDの認知度の向上		25.50%*2		80%*1

＊1：令和4（平成34）年度、＊2：平成29年、＊3：平成28年、＊4：平成27年、＊5：平成26年
厚生科学審議会「『健康日本21（第二次）』中間評価報告書」（平成30年9月）より作成

20 運動習慣のある者の割合（20歳以上、性・年齢階級別、全国補正値）

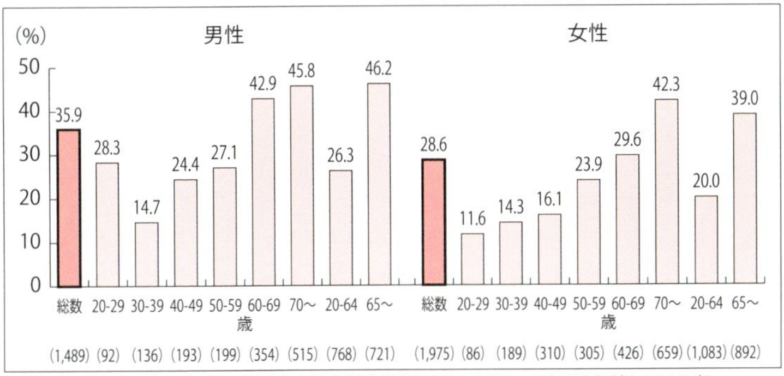

※「運動習慣のある者」とは、1回30分以上の運動を週2回以上実施し、1年以上継続している者。
厚生労働省「平成29年国民健康・栄養調査」より引用改変

21 健康づくりのための身体活動基準2013の概要

<table>
<tr><th colspan="2">血糖・血圧・脂質に関する状況</th><th colspan="2">身体活動（生活活動・運動）*1</th><th colspan="2">運動</th><th>体力（うち全身持久力）</th></tr>
<tr><td rowspan="3">健診結果が基準範囲内</td><td>65歳以上</td><td>強度を問わず、身体活動を毎日40分（＝10メッツ・時/週）</td><td rowspan="3">今より少しでも増やす（例えば10分多く歩く）*4</td><td>—</td><td rowspan="3">運動習慣をもつようにする（30分以上・週2日以上）*4</td><td>—</td></tr>
<tr><td>18～64歳</td><td>3メッツ以上の強度の身体活動*2を毎日60分（＝23メッツ・時/週）</td><td>3メッツ以上の強度の運動*3を毎週60分（＝4メッツ・時/週）</td><td>性・年代別に示した強度での運動を約3分間継続可能</td></tr>
<tr><td>18歳未満</td><td>—</td><td>—</td><td>—</td></tr>
<tr><td colspan="2">血糖・血圧・脂質のいずれかが保健指導レベルの者</td><td colspan="5">医療機関にかかっておらず、「身体活動のリスクに関するスクリーニングシート」でリスクがないことを確認できれば、対象者が運動開始前・実施中に自ら体調確認ができるよう支援した上で、保健指導の一環としての運動指導を積極的に行う。</td></tr>
<tr><td colspan="2">リスク重複者またはすぐ受診を要する者</td><td colspan="5">生活習慣病患者が積極的に運動をする際には、安全面での配慮がより特に重要になるので、まずかかりつけの医師に相談する。</td></tr>
</table>

＊1 「身体活動」は、「生活活動」と「運動」に分けられる。このうち、生活活動とは、日常生活における労働、家事、通勤・通学などの身体活動を指す。また、運動とは、スポーツ等の、特に体力の維持・向上を目的として計画的・意図的に実施し、継続性のある身体活動を指す。
＊2 「3メッツ以上の強度の身体活動」とは、歩行またはそれと同等以上の身体活動。
＊3 「3メッツ以上の強度の運動」とは、息が弾み汗をかく程度の運動。
＊4 年齢別の基準とは別に、世代共通の方向性として示したもの。

22 現在習慣的に喫煙している者の割合（20歳以上、性・年齢階級別、全国補正値）

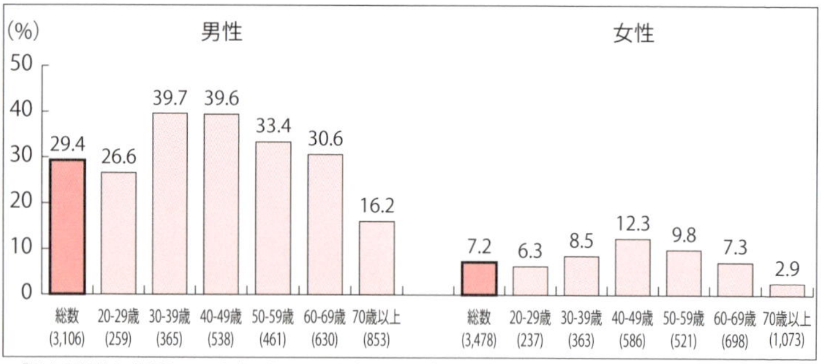

※「現在習慣的に喫煙している者」とは、これまでにたばこを習慣的に吸っていたことがある者のうち、「この１か月間に毎日またはときどきたばこを吸っている」と回答した者。
厚生労働省「平成29（2017）年国民健康・栄養調査」

23 生活習慣病のリスクを高める量を飲酒している者の割合（20歳以上、性・年齢階級別、全国補正値）

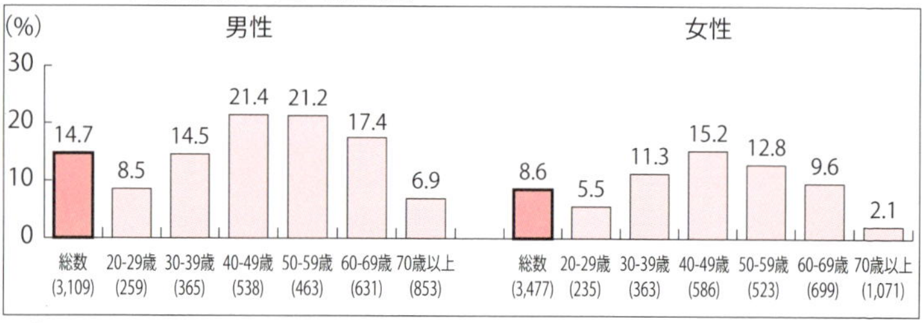

※「生活習慣病のリスクを高める量を飲酒している者」とは、１日当たりの純アルコール摂取量が男性で40g以上、女性20g以上の者とし、以下の方法で算出。
①男性：「毎日×２合以上」＋「週５～６日×２合以上」＋「週３～４日×３合以上」＋「週１～２日×５合以上」＋「月１～３日×５合以上」
②女性：「毎日×１合以上」＋「週５～６日×１合以上」＋「週３～４日×１合以上」＋「週１～２日×３合以上」＋「月１～３日×５合以上」
厚生労働省「平成29（2017）年国民健康・栄養調査」

24 健康づくりのための睡眠指針2014

1. 良い睡眠で、からだもこころも健康に。
2. 適度な運動、しっかり朝食、ねむりとめざめのメリハリを。
3. 良い睡眠は、生活習慣病予防につながります。
4. 睡眠による休養感は、こころの健康に重要です。
5. 年齢や季節に応じて、ひるまの眠気で困らない程度の睡眠を。
6. 良い睡眠のためには、環境づくりも重要です。
7. 若年世代は夜更かし避けて、体内時計のリズムを保つ。
8. 勤労世代の疲労回復・能率アップに、毎日十分な睡眠を。
9. 熟年世代は朝晩メリハリ、ひるまに適度な運動で良い睡眠。
10. 眠くなってから寝床に入り、起きる時刻は遅らせない。
11. いつもと違う睡眠には、要注意。
12. 眠れない、その苦しみをかかえずに、専門家に相談を。

25 生涯を通じた歯科保健対策の概要

乳歯 永久歯

対象	時期・年齢	歯科的事象		施策	実施者	根拠法
乳幼児	1歳6か月	乳歯萌出	健診	乳幼児歯科健診	市町村	母子保健法
	3歳	乳歯列完成	健診			
幼児	4～5歳（毎年）	永久歯虫歯の開始	健診	学校歯科健診（定期健診）	保育園	（児童福祉法）
			健診		幼稚園	学校保健安全法
学童	6歳	乳歯・永久歯の交代	健診	就学時歯科健診	小学校	
			健診	歯科保健教育		
	7～11歳		健診			
生徒	12～14歳	永久歯列完成、歯ぐきの炎症開始	健診		中学校	
	15～17歳	歯周病の増加開始	健診		高等学校	
成人	20歳～	歯周病の急増	健診	歯周疾患健診・歯科保健指導	市町村	健康増進法
			健診	労働安全衛生法に基づく定期健診	事業所	労働安全衛生法
妊婦	—	虫歯・歯周病の増加	健診	妊産婦歯科健診・歯科保健指導	市町村	母子保健法
中年～高齢者	40、50、60、70歳	咀嚼機能の低下開始	健診	歯周疾患健診	市町村	健康増進法
高齢者	65歳～	咀嚼機能の低下・義歯装着		義歯に対する保健指導	市町村	健康増進法
				口腔機能管理	歯科医等	健康保険法
	75歳～		健診	後期高齢者医療の被保険者に係る歯科健診	市町村	高齢者の医療の確保に関する法律
障害者（児）	—	広範な虫歯、発音・嚥下障害	健診	歯科保健指導・歯科医療および歯科検診の支援	国・地方公共団	歯科口腔保健の推進に関する法律
通院困難者（児）	—	口腔機能の低下		訪問歯科衛生指導（歯科訪問診療）	歯科医等	健康保険法
				口腔機能の評価（在宅患者訪問口腔リハビリテーション指導）		

厚生労働省「歯科口腔保健に関する最近の動向（平成31年）」および「平成30年度診療報酬改定の概要 歯科」より作成

6 主要疾患の疫学と予防対策

発症と原因に特異的な関係のあるがんについて覚えましょう。メタボリックシンドロームの診断基準、特定保健指導の内容が重要です。結核やHIV感染症、その他感染症法で定められた感染症についても問われます。

001 胃がんの発生には、高塩食品が関係している。

□□□

002 頻出 胃がんの発生に、ウイルスが関与している。

□□□

003 白血病の発生には、ベンゼンが関係している。

□□□

004 重要 わが国のがん対策の基本的方向として、緩和ケアの適切な実施が義務づけられている。

□□□

005 高血圧者の受療率は、45歳以降で急激に増加する。

□□□

006 頻出 血清総コレステロール高値は、脳梗塞のリスク因子である。

国試19-10

□□□

KEYWORD

がん　がん対策基本法　高血圧　脂質異常症
メタボリックシンドローム　虚血性心疾患　骨粗鬆症
慢性閉塞性肺疾患　結核　HIV感染症　感染症法
予防接種　任意入院　措置入院　自殺

---

001 ○

高塩食品は、胃粘膜のバリアを破壊してニトロソアミンなどの発がん物質の吸収を高める働きがあり、胃がんの発生・増殖に関係している。ゼミ26

---

002 ×

胃がんの発生に関わるヘリコバクター・ピロリは、ウイルスではなく、細菌（グラム陰性のらせん状桿菌）である。ゼミ26

---

003 ○

ベンゼンは、芳香族炭化水素で、化学工業製品の材料としても使用されており、多量の放射線やアルキル化剤などとともに白血病の原因物質の一つである。

---

004 ○

平成19（2007）年4月施行のがん対策基本法で、放射線療法や化学療法の推進とこれらを専門的に行う医師の育成、緩和ケアの実施、がん登録の推進が策定されている。

---

005 ○

高血圧者の受療率は、年齢階級別に見ると、40歳代後半以降で急激に増加している。若年期における食生活をはじめ、生活習慣による影響が一因といわれている。

---

006 ○

総コレステロール値が上昇することで、脳梗塞の発症リスクが高くなる。

---

007 タイプA行動パターンは、虚血性心疾患のリスクの一つである。

国試09-11

□□□

008 高コレステロール血症は、虚血性心疾患の危険因子である。

頻出

□□□

009 肥満は熱中症のリスク要因である。

頻出

国試08-03

□□□

010 50～60歳代の肥満女性の割合は、増加傾向にある。

□□□

011 メタボリックシンドロームが強く疑われる者の割合が4分の1以上となるのは、50歳以上の女性である。

□□□

012 特定保健指導において、メタボリックシンドロームのリスクがより高ければ、積極的支援より動機づけ支援を行う。

重要

□□□

013 高LDLコレステロール血症は、メタボリックシンドロームの診断基準の一つである。

□□□

014 腹囲が、男性で85cm未満、女性で90cm未満であれば、特定保健指導の対象とならない。

重要

□□□

せっかち、怒りっぽい、積極的、競争心があるなどをタイプA行動パターンといい、虚血性心疾患の患者に多く認められる行動パターンであるとされている。 **007** ○

虚血性心疾患とは、冠状動脈の虚血によって心筋に酸素が供給されないために起こる疾患をいい、高コレステロール血症は、虚血性心疾患の重要な危険因子である。 **008** ○

肥満は、運動で多くの熱を産生すること、熱の発散の効率が悪いこと、汗腺の活発化が少ないこと、体重当たりの心拍量が減少することにより、熱中症のリスクとなる。 **009** ○

平成29（2017）年国民健康・栄養調査によると、50～60歳代の肥満女性の割合は、平成27（2015）年以降増加傾向である。 **010** ○

メタボリックシンドロームが強く疑われる者の割合が4分の1以上となるのは、50歳以上の男性である。女性の50歳代では約1割、60歳代と70歳以上では約2割となっている〔平成29（2017）年国民健康・栄養調査〕。**ゼミ27** **011** ×

特定保健指導において、リスクの個数によって、メタボリックシンドロームのリスクが高いと判断される場合には動機づけ支援、より高い場合には積極的支援を行う。**ゼミ28** **012** ×

メタボリックシンドロームの脂質異常の診断基準は、高トリグリセリド血症か低HDLコレステロール血症のいずれかまたは両方である。 **013** ×

腹囲が、男性85cm未満、女性90cm未満であっても、BMIが25以上であれば、特定保健指導の対象となる。**ゼミ28** **014** ×

015

特定保健指導において、血糖は、HbA1cの場合は、6.5%以上（NGSP）で追加リスクにカウントされる。

□□□

016

頻出

特定保健指導対象者の選定・階層化に用いられる項目として、喫煙習慣がある

国試17-14

□□□

017

糖尿病が強く疑われる者の割合は、20歳以上はどの年代も加齢とともに増加する。

□□□

018

骨粗鬆症が女性に多いのは、閉経も関係している。

□□□

019

骨粗鬆症由来の骨折で最も頻度が高いのは、脊椎・椎体圧迫骨折である。

□□□

020

骨粗鬆症においては、骨吸収より骨形成が上回る。

国試07-13

□□□

021

重要

1類感染症は、わが国では近年発生していない。

□□□

022

ペストは、感染症法（感染症の予防及び感染症の患者に対する医療に関する法律）に基づく1類感染症である。

国試06-15

□□□

特定保健指導において、血糖は、HbA1cの場合は、5.6%以上（NGSP）がリスクにカウントされる。

015 ×

特定保健指導の対象者を選定・階層化する項目として、ステップ1として腹囲とBMIがあり、ステップ2として血糖、脂質、血圧に加え喫煙歴があり、これらの項目から対象者をグループ化する。ゼミ29

016 ○

平成29（2017）年国民健康・栄養調査では、糖尿病が強く疑われる者の割合は、男女とも加齢とともに増加している。ゼミ30

017 ○

エストロゲンは骨形成を促進する女性ホルモンであり、骨粗鬆症が女性に多いのは、閉経によりエストロゲンが減少することが一因である。

018 ○

骨粗鬆症由来の骨折で最も頻度が高いのは脊椎・椎体圧迫骨折であり、大腿骨頸部骨折がそれに次ぐ。

019 ○

骨粗鬆症においては骨形成より骨吸収が上回るため、骨量が減少する。骨形成が上回ると骨は硬くなる印象をもつとよい。

020 ×

1類感染症は、近年わが国では発生していない。かつて発生がみられたのはペストと痘そうであったが、ペストは大正15年以降、痘そうは昭和36（1961）年以来発生していない。

021 ○

感染症法に基づく1類感染症には、ペストのほかに、エボラ出血熱、クリミア・コンゴ出血熱、痘そう、マールブルグ病、南米出血熱がある。

022 ○

023 鳥インフルエンザ（H5N1）は、感染症法（感染症の予防及び感染症の患者に対する医療に関する法律）に基づく１類感染症である。 国試10-14

□□□

---

024 頻出

感染症法において、結核は入院措置の対象となる感染症である。

国試18-11

□□□

---

025 頻出

わが国の結核の罹患率は、欧米諸国と比べて高い。

□□□

---

026 重要

わが国の新登録結核患者の約半数が、70歳以上の者である。

□□□

---

027 結核対策として、生後６か月に達するまでにツベルクリン反応検査を行う。

国試07-14

□□□

---

028 重要

３類感染症で最も多く発生しているのは、細菌性赤痢である。

□□□

---

029 検疫感染症は、国内では発生していない。

□□□

---

030 性感染症で報告が最も多いのは、性器クラミジア感染症である。

□□□

---

023 ×

鳥インフルエンザ（H5N1）は、2類感染症である。2類感染症とは、危険性は高いが、1類ほどではないものをいう。H5N1とH7N9を除く鳥インフルエンザは4類感染症である。**ゼミ31**

---

024 ○

感染症法において、入院措置の対象となる感染症は、結核をはじめとする2類感染症と1類感染症である。3類感染症は入院措置は対象外だが、就業制限の対象となる。**ゼミ31**

---

025 ○

欧米諸国と比べてわが国の結核の罹患率〔人口10万対12.3、平成30（2018）年〕は高く、フランスとイギリス〔人口10万対7.4～7.9、平成29（2017）年〕を除くと、2倍以上である。

---

026 ○

平成29（2017）年の統計によると、新登録結核患者の59%が70歳以上の者である。

---

027 ×

結核対策として、生後1歳に達するまでにBCGワクチンを1回行うこととなっている。そのほか、定期健康診断やDOTS（直接服薬確認）事業などがある。

---

028 ×

3類感染症で最も多く発生しているのは腸管出血性大腸菌感染症であり、次いで細菌性赤痢の順となっている。

---

029 ×

検疫感染症のうち、デング熱やマラリアは、輸入感染症として毎年国内で発生が報告されている。

---

030 ○

性感染症で報告が最も多いのは性器クラミジア感染症であり、次いで淋菌感染症となっている。

031 最近のHIV感染者に関して、感染経路として静注薬物濫用が最も多い。

国試08-13

□□□

032 HIVに感染し、カリニ肺炎、カポジ肉腫を発症した場合、エイズと診断される。

国試13-12

□□□

033 後天性免疫不全症候群（AIDS）は、DOTS（Directly Observed Treatment, Short Course）を用いて、対策が行われる。

国試12-15

□□□

034 任意の予防接種でも、予防接種法による健康被害救済制度の対象となる。

□□□

035 頻出 小児の肺炎球菌は、予防接種法に基づく定期の予防接種において、努力義務となっている。

国試18-12

□□□

036 b型インフルエンザ菌（Hib）ワクチンは、インフルエンザの予防接種である。

□□□

037 重要 65歳以上のインフルエンザ予防接種は、任意接種である。

□□□

038 麻しんは、予防接種法に基づく定期の予防接種の対象疾患である。

国試11追-17

□□□

HIVの感染経路としては、同性間の性的接触が72.6%、異性間の性的接触が15.3%と合わせて90%近くを占め、薬物使用0.3%、母子感染0.3%となっている〔平成29(2017)年〕。

031 ×

HIVに感染してから長期間経過した後、ニューモシスチス肺炎(カリニ肺炎)やカポジ肉腫など、23あるAIDS指標疾患のいずれかを発症した時点でエイズ発症と判断される。

032 ○

DOTSとは、結核患者が薬を服用するところを医療従事者などが目の前で確認する治療方法をいう。エイズ患者に対しては行われない。

033 ×

予防接種法による健康被害救済制度の対象となるのは定期の予防接種だけである。任意の予防接種は、医薬品医療機器総合機構法による救済の対象となる。

034 ×

予防接種法では、小児の肺炎球菌感染症をはじめ、日本脳炎、麻しん・風しん、結核、Hib感染症などのA類疾病の予防接種を受けることは、本人の努力義務となっている。ゼミ32 33

035 ○

---

b型インフルエンザ菌（Hib）は髄膜炎、肺炎などの原因菌であり、インフルエンザの原因ではない。Hibワクチンは、乳幼児の細菌性髄膜炎の予防接種である。ゼミ32 33

036 ×

65歳以上と、60～65歳未満で心臓、腎臓、呼吸器の機能などに障害を有する者として厚生労働省令で定める者のインフルエンザ予防接種は、定期接種（B類疾病）である。ゼミ33

037 ×

麻しんは定期予防接種の対象疾患で、生後12～24か月以内に1回、5歳以上7歳未満の小学校就学日の1年前から前日までに1回、麻しん風しん混合ワクチンが接種される。ゼミ33

038 ○

039 わが国では、統合失調症患者が外来患者の中で最も多い。

□□□

040 精神病床への入院患者は、統合失調症が最も多い。

頻出

国試07-15

□□□

041 入院患者を入院形態別でみると、医療保護入院が最も多い。

重要

□□□

042 入院に同意しない精神障害者に対し、72時間に限って任意入院が行われた。

国試 11追-14

□□□

043 入院に同意しない精神障害者に、自傷他害のおそれがあったので緊急措置入院が行われた。

国試 11追-14

□□□

044 精神通院医療の受給者は増加傾向にある。

□□□

045 慢性閉塞性肺疾患は、肥満の人に多くみられる。

国試09-13

□□□

046 わが国では、アルツハイマー病が脳血管性認知症より多い。

□□□

外来患者の中で最も多い疾患は、高血圧性疾患である（約65万人）。統合失調症の外来推計患者数は約6万人だが、入院患者は約15万人である〔平成29(2017）年患者調査〕。

039 ✕

精神病床への入院患者数は統合失調症が最も多く、約15万人であるが、徐々に減少傾向となっている〔平成29(2017）年患者調査〕。

040 ○

平成29（2017）年の精神科病床では、任意入院（患者の同意による入院）が最多（約53%）で、医療保護入院（患者家族同意による入院）は二番目に多い（約46%）。

041 ✕

本人の同意がない入院は、任意入院ではない。自傷他害のおそれがあり、1名の指定医の判定で行う緊急措置入院と、急を要し保護者の同意が得られずに行う応急入院は、72時間以内に制限される。

042 ✕

入院させなければ自傷他害のおそれがある精神障害者を、本人の同意なく都道府県知事が入院させることを措置入院という。措置入院には指定医２名以上の診察などの要件があるが、これを簡素化して直ちに入院させるものを緊急措置入院という。

043 ○

入院期間の短縮化等により、障害者総合支援法に基づく精神通院医療（自立支援医療）の受給者は年々増加している。

044 ○

慢性閉塞性肺疾患(COPD)では、呼吸筋をより一層使って呼吸をするために通常より多くのエネルギーを消費すること、息切れによる食欲不振などから、やせの人が多い。

045 ✕

平成29（2017）年患者調査では、アルツハイマー病の総患者数が約56万人、血管性及び詳細不明の認知症は約14万人であり、アルツハイマー病が脳血管性認知症を上回った。

046 ○

047 自殺死亡数は、女性よりも男性のほうが多い。

国試11-14

□□□

048 60歳以上の自殺の動機としては、経済・生活問題が一番多い。

国試08-10

□□□

049 原因・動機が特定された自殺者において、最も多い原因・動機は、どの年代でも経済・生活問題である。

頻出

国試13-13

□□□

TOKU-ICHI ゼミ

26 がんと循環器疾患のリスク因子

疾患	予防因子	リスク因子
胃がん	野菜、果物	ピロリ菌、喫煙、食塩、塩蔵食品
大腸がん	身体活動、食物繊維、牛乳、カルシウム	赤身肉、飲酒、肥満
肝臓がん		B型肝炎ウイルス、C型肝炎ウイルス、アフラトキシン、飲酒
肺がん	果物、カロチノイド	喫煙、砒素
乳がん（閉経後）	授乳、身体活動	飲酒、肥満
子宮体がん	身体活動	肥満
子宮頚がん		ヒトパピローマウイルス
高血圧	カリウム、マグネシウム、カルシウム、食物繊維、身体活動	食塩、肥満、飲酒
脳卒中	野菜、果物、カリウム、カルシウム、身体活動	高血圧、糖尿病、脂質異常症、喫煙、過度の飲酒
虚血性心疾患	身体活動、魚、不飽和脂肪酸、軽度の飲酒	喫煙、高血圧、脂質異常症、糖尿病、肥満

自殺死亡数は男性で約1.4万人、女性で約0.6万人と、男性が女性より約2倍多い〔厚生労働省「自殺の統計（平成30（2018）年）」〕。

047 ○

60歳以上のみならず、20歳以上の自殺の動機としては、健康問題が一番多い。経済・生活問題は50～59歳の男性が一番多い〔厚生労働省「自殺の統計（平成30（2018）年）」〕。

048 ×

自殺の原因・動機としては、健康問題が20歳以上で最も多い。経済・生活問題は50歳代の男性が一番多い〔厚生労働省「自殺の統計（平成30（2018）年）」〕。

049 ×

27 メタボリックシンドローム（内臓脂肪症候群）の状況（20歳以上）

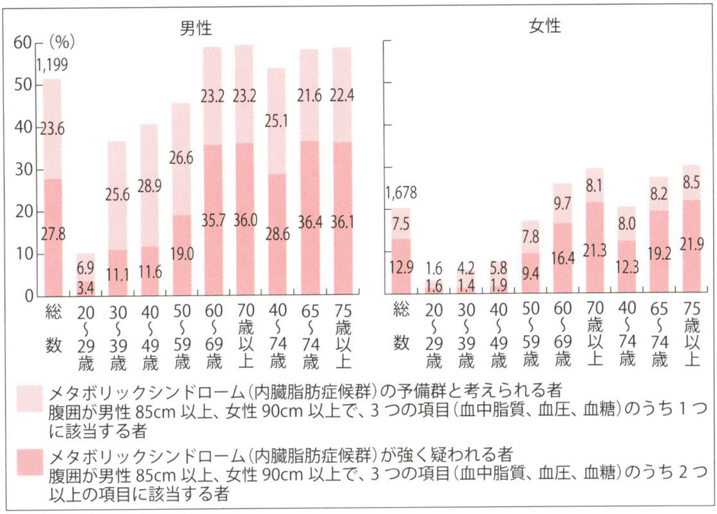

厚生労働省「平成29年国民健康・栄養調査」

28 保健指導対象者の選定と階層化

STEP 1 内臓脂肪蓄積に着目してリスクを判定

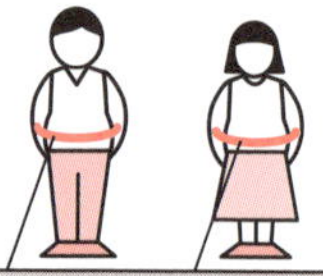

腹囲 85cm 以上　90cm 以上

→ No　Yes…(1)

No → BMI 25 以上

→ No　Yes…(2)

STEP 2 追加リスクを数える

あてはまるものに○

①血糖	(a) 空腹時血糖100mg/dL以上	
	(b) HbA1c (NGSP) の場合5.6%以上	
	(c) 薬剤治療を受けている場合(質問票より)	
②脂質	(a) 中性脂肪150mg/dL以上	
	(b) HDL－コレステロール40mg/dL未満	
	(c) 薬剤治療を受けている場合(質問票より)	
③血圧	(a) 収縮期130mmHg以上	
	(b) 拡張期85mmHg以上	
	(c) 薬剤治療を受けている場合(質問票より)	
④質問票	喫煙歴あり＊	

＊ ①～③のリスクが1つ以上の場合にのみ数える。

STEP 3 STEP 1と2から保健指導対象者をグループ分け

内臓脂肪蓄積(STEP 1)が	追加リスクの個数		
(1) の場合…	なし	○	○○以上
(2) の場合…	なし	○または○○	○○○以上

↓

情報提供（健診受診者全員）

↓

動機づけ支援(原則1回)	積極的支援(3～6か月程度)

STEP 4 特定保健指導における例外的対応など

- ○ 服薬中の者については、医療保険者による特定保健指導を義務とはしない。
- ○ 前期高齢者（65歳以上75歳未満）については、積極的支援の対象となった場合でも動機づけ支援とする。

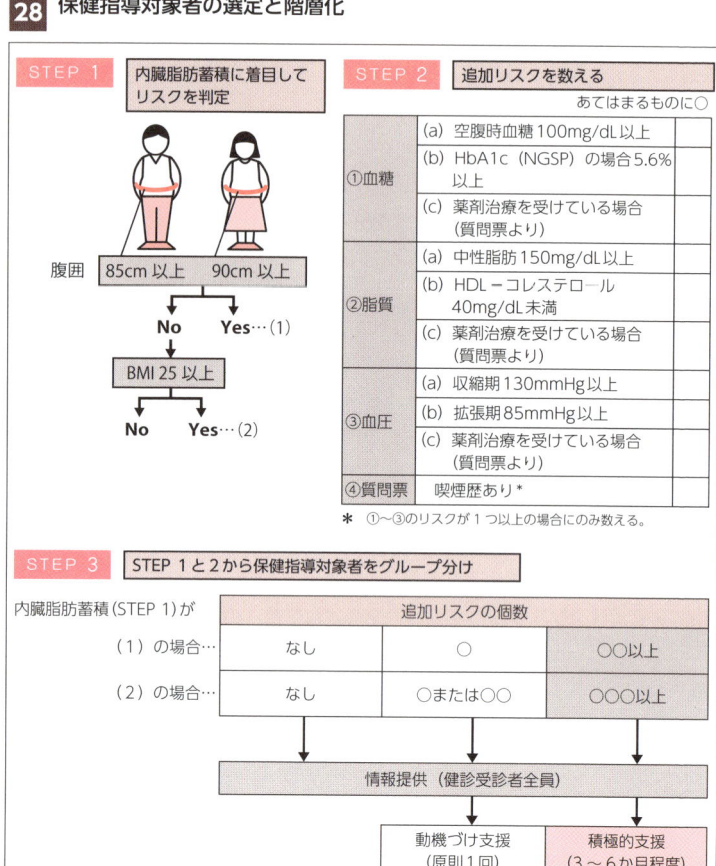

29 特定健康診査の項目

基本的な項目	詳細な健診の項目
●質問票（服薬歴、喫煙歴、自覚・他覚症状） ●身体計測（身長、体重、BMI、腹囲） ●理学的検査（身体診察） ●血圧測定 ●血液検査 ・脂質検査（中性脂肪、HDL-コレステロール、LDL-コレステロール*） ・血糖検査（空腹時血糖またはHbA1c**） ・肝機能検査（AST（GOT）、ALT（GPT）、γ-GT（γ-GTP）） ●検尿（尿糖、尿たんぱく）	●12誘導心電図検査 ●眼底検査 ●貧血検査（赤血球数、血色素量、ヘマトクリット値） ●血清クレアチニン検査（eGFR） 注）一定の基準のもと、医師が必要と認めた場合に実施

＊定期健康診断等において、中性脂肪（血清トリグリセリド）が400mg/dL以上または食後採血の場合、Non-HDL-コレステロールの測定にて評価する場合がある。
＊＊やむを得ず空腹時以外に採血し、HbA1cを測定しない場合、食直後を除き随時血糖検査も可
厚生労働省「標準的な健診・保健指導プログラム（平成30年度版）」より作成

30 性別にみた「糖尿病が強く疑われる者」の状況

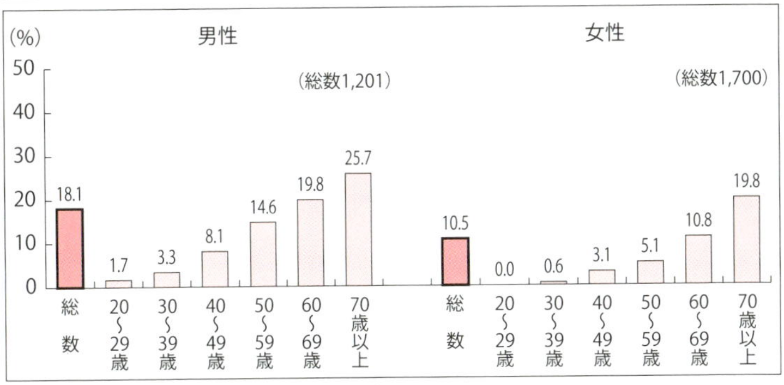

厚生労働省「平成29（2017）年国民健康・栄養調査」

31 感染症法の対象となる疾患〔平成28（2016）年4月施行／令和2（2020年）2月現在〕

		感染症名等	性質
感染症類型	1類感染症	エボラ出血熱・クリミア・コンゴ出血熱・痘そう・南米出血熱・ペスト・マールブルグ病・ラッサ熱	感染力、罹患した場合の重篤性等から危険性が極めて高い感染症
	2類感染症	急性灰白髄炎・結核・ジフテリア・重症急性呼吸器症候群(SARS)・鳥インフルエンザ(H5N1、H7N9)・中東呼吸器症候群（MERS)	感染力、罹患した場合の重篤性等から危険性が高い感染症
	3類感染症	コレラ・細菌性赤痢・腸管出血性大腸菌感染症・腸チフス・パラチフス	感染力、罹患した場合の重篤性等からみた危険性は高くないが、特定の職業就業で集団感染を起こしうる感染症
	4類感染症	E型肝炎・A型肝炎・黄熱・Q熱・狂犬病・炭疽・鳥インフルエンザ〔鳥インフルエンザ（H5N1、H7N9）を除く〕・ボツリヌス症・マラリア・野兎（と）病・その他の感染症（政令で規定）	動物、飲食物などを介して人に感染し、健康に影響を与えるおそれのある感染症（人から人への伝染はない）
	5類感染症	インフルエンザ（鳥インフルエンザおよび新型インフルエンザ等感染症を除く）・ウイルス性肝炎（E型肝炎およびA型肝炎を除く）・クリプトスポリジウム症・後天性免疫不全症候群・性器クラミジア感染症・梅毒・麻疹・メチシリン耐性黄色ブドウ球菌感染症・その他の感染症（省令で規定）	国が感染症発生動向調査を行い、必要な情報を国民や医療関係者に提供・公開していくことによって発生・拡大を防止すべき感染症
新型インフルエンザ等感染症		・新型インフルエンザ ・再興型インフルエンザ	新型は、新たに人から人に感染する能力をもったウイルスを病原体とするインフルエンザ 再興型は、かつて、世界的規模で流行したインフルエンザであって、その後流行することなく長期間が経過しているものが再興したもの 両型ともに全国的かつ急速なまん延により国民の生命・健康に重大な影響を与えるおそれのあるもの
指定感染症		政令で1年間に限定して指定される感染症。新型コロナウイルス感染症（令和2年1月31日政令第11号）	既知の感染症の中で1～3類、新型インフルエンザ等感染症に分類されないもので、1～3類に準じた対応が必要な感染症
新感染症	当初	都道府県知事が厚生労働大臣の技術的指導・助言を得て個別に応急対応する感染症	人から人へと伝染すると認められ、既知の感染症と症状等が明らかに異なり、その伝染力、罹患した場合の重篤度から判断した危険性が極めて高い感染症
	要件指定後	政令で症状等の要件指定をした後に1類感染症と同様の扱いをする感染症	

32 予防接種法における予防接種の類型〔令和元（2019）年4月現在〕

	定期接種（5条1項）		臨時接種（6条1項または2項）	新たな臨時接種（6条3項）
	A類疾病	B類疾病		
考え方	人から人に伝染することによるその発生およびまん延を予防するため、またはかかった場合の病状の程度が重篤になるおそれがあることからその発生およびまん延を予防するために、定期的に行う必要がある（社会防衛）	個人の発病または重症化を防止し、併せてこれによりそのまん延の予防に資することを目的として、定期的に行う必要がある（個人防衛）	まん延予防上緊急の必要がある	まん延予防上緊急の必要がある〔臨時接種対象疾病より病原性が低いものを想定〕
実施主体	市町村	市町村	都道府県（国が指示または自ら実施） 市町村（都道府県が指示） 〔厚生労働大臣が疾病を定めた場合に実施〕	市町村 （国が都道府県を通じて指示） 〔厚生労働大臣が疾病を定めた場合に実施〕
接種の努力義務	あり	なし	あり	なし
勧奨	あり	なし	あり	あり
接種費用の負担	市町村 （約9割を地方交付税措置）	市町村 （低所得者分は交付税措置）	○都道府県が実施した場合 国1/2 都道府県1/2 ○市町村が実施した場合 国1/3 都道府県1/3 市町村1/3	国1/2 都道府県1/4 市町村1/4 （低所得者分のみ）
	低所得者以外から実費徴収可能	低所得者以外から実費徴収可能	実費徴収不可	低所得者以外から実費徴収可能
健康被害救済に係る給付金額（例）	障害年金（1級） 503万円/年 死亡一時金 4,400万円	障害年金（1級） 280万円/年 遺族一時金 733万円	障害年金（1級） 503万円/年 死亡一時金 4,400万円	【B類定期とA類定期・臨時の間の水準】 障害年金（1級） 391万円/年 死亡一時金 3,420万円 （※被害者が生計維持者の場合）
対象疾病	ジフテリア 百日咳 急性灰白髄炎（ポリオ） Hib　等	インフルエンザ （高齢者に限る） 等	A類疾病およびB類疾病のうち厚生労働大臣が定めるもの	B類疾病（インフルエンザ等）のうち厚生労働大臣が定めるもの

注　金額は千の位を四捨五入して示した。
厚生科学審議会「接種類型と定期接種化プロセスについて」〔令和元（2019）年9月26日〕より作成

33 定期の予防接種〔令和元（2019）年7月現在〕

	対象疾病	(ワクチン)	接種（期）	対象年齢等	標準的な接種年齢等	回数
A類疾病	ジフテリア 百日咳 破傷風 急性灰白髄炎（ポリオ）	沈降DPT-IPVワクチン*1、沈降DPTワクチン*2、沈降DTワクチン*3、不活化ポリオワクチン（IPV）	1期初回	生後3～90月未満	生後3～12月	3回
			1期追加	生後3～90月未満（1期初回摂取（3回）終了後、6か月以上の間隔をおく）	1期初回摂取（3回）後の生後12～18月	1回
		沈降DTワクチン*3	2期	11～13歳未満	11～12歳	1回
	麻しん 風しん	乾燥弱毒生麻しん風しん混合（MR）ワクチン、乾燥弱毒生麻しんワクチン、乾燥弱毒生風しんワクチン	1期	生後12～24月未満		1回
			2期	5歳以上7歳未満の者であって、小学校就学の始期に達する日の1年前の日から当該始期に達する日の前日までの間にある者		1回
	風疹	乾燥弱毒性麻しん風しん混合ワクチン、乾燥弱毒生風しんワクチン	5期	昭和37年4月2日から54年4月1日までの間に生まれた男性		1回
	日本脳炎	乾燥細胞培養日本脳炎ワクチン	1期初回	生後6～90月未満	3～4歳	2回
			1期追加	生後6～90月未満（1期初回終了後概ね1年をおく）	4～5歳	1回
			2期	9～13歳未満	9～10歳	1回
	B型肝炎	組換え沈降B型肝炎ワクチン	1回目 2回目 3回目	1歳未満	生後2月に至った時～生後9月に至るまで	3回
	結核	BCGワクチン	1歳未満		生後5月～生後8月に至るまで（結核の発生状況等市町村の実情に応じて、標準的な接種期間以外の期間に行うのも可）	1回
	Hib感染症	乾燥ヘモフィルスb型ワクチン	初回3回	生後2月以上生後60月に至るまで	初回接種開始は、生後2月～生後7月に至るまで	3回
			追加1回			1回

A類疾病	肺炎球菌感染症(小児)	沈降13価肺炎球菌結合型ワクチン	初回3回	生後2月以上生後60月に至るまで	初回接種開始は、生後2月～生後7月に至るまで（接種開始が遅れ）	3回
			追加1回		追加接種は、生後12月～生後15月に至るまで	1回
	ヒトパピローマウイルス	組換え沈降2価ヒトパピローマウイルス様粒子ワクチン、組換え沈降4価ヒトパピローマウイルス様粒子ワクチン	小6～高1相当の女子		中1	3回
	水痘	乾燥弱毒生水痘ワクチン	生後12～36月未満		1回目：生後12～15月・2回目：18～36月	2回
B類疾病	インフルエンザ		①65歳以上 ②60歳以上65歳未満であって、心臓、腎臓もしくは呼吸器の機能またはヒト免疫不全ウイルスによる免疫機能に障害を有するものとして厚生労働省令に定める者			毎年度1回
	肺炎球菌(高齢者)	23価肺炎球菌莢膜ポリサッカライドワクチン	①当該年度内に65歳・70歳・75歳・80歳・85歳・90歳・95歳・100歳以上の者 ②60歳以上65歳未満であって、心臓、腎臓もしくは呼吸器の機能またはヒト免疫不全ウイルスによる免疫機能に障害を有するものとして厚生労働省令に定める者			1回

国立感染症研究所「定期予防接種スケジュール」(2019年7月26日)」より作成
＊1　沈降生成百日せきジフテリア破傷風不活化ポリオ混合ワクチン
＊2　沈降精製百日せきジフテリア破傷風混合ワクチン
＊3　沈降ジフテリア破傷風混合トキソイド

7 保健・医療・福祉の制度

各制度について、根拠法とともに把握しましょう。医療制度については国民医療費が、高齢者保健については介護保険法の概略がよく問われます。労働保健では、労働衛生の3管理の内容を押さえておきましょう。

001 社会福祉は、生活保護費に関する社会保障制度である。

国試10-15

□□□

002 頻出

医療計画の根拠法は地域保健法である。

国試13-14

□□□

003 都道府県が医療計画を策定するのは任意である。

国試08-15

□□□

004 重要

医療連携体制は、医療計画に記載する。

国試15-16

□□□

005 病床整備は、二次医療圏を基本に進められている。

国試06-20

□□□

006 国民皆保険制度が導入されたのは、大正時代である。

国試12-02

□□□

KEYWORD

社会保障　医療法　医療計画　健康増進法
国民健康保険　国民医療費　障害者総合支援法
地域保健法　母子保健法　介護保険　労働安全衛生法
労働衛生の3管理　学校保健　世界保健機関（WHO）

社会保障は公的責任で生活を保障する制度で、さまざまな保険や生活保護が含まれる。社会福祉はハンディキャップにより生活が困難な場合に社会生活を営めるように支援する制度であり、生活保護は生活に困窮する者の自立を助ける公的扶助にあたる。

001 ×

医療計画の根拠法は医療法であり、少なくとも5年ごとに再検討されることとしている。平成29（2017）年に医療計画の一部が改正され（第7次）、地域医療構想の達成に向けた取組みが求められるようになった。

002 ×

医療法第30条の4に「都道府県は医療計画を策定する義務がある。都道府県は、基本方針に即して、かつ、地域の実情に応じて、医療計画を定めるものとする」とされている。

003 ×

医療法を根拠とする医療計画では、医療連携体制について地方の実情に応じて記載することとなっている。ゼミ34

004 ○

医療圏とは、医療法を根拠とした医療計画に基づき、都道府県が病床整備を図る地域的単位である。一次医療圏（市町村単位）、二次医療圏（複数市町村単位）、三次医療圏（都道府県単位）がある。基準病床数は二次医療圏ごとに設定されている。

005 ○

健康保険が制度化されたのは大正11（1922）年であるが、国民皆保険制度が実現したのは昭和36（1961）年である。

006 ×

007 頻出 □□□

国民健康保険は、被用者保険である。

国試10-16

008 □□□

被用者保険においては、事業主が保険料を全額負担する。

国試12-16

009 □□□

農業従事者は、全国健康保険協会管掌健康保険に加入する。

010 □□□

80歳会社員は、後期高齢者医療制度に加入する。

011 頻出 □□□

医療保険の給付は、原則として現金給付である。

012 □□□

一部負担金が高額になりすぎないように、高額療養費制度がある。

013 □□□

分娩に係る医療事故に対し、産科医療補償制度がある。

014 □□□

国民医療費の8割は、保険料でまかなわれている。

被用者保険とは雇用されている人が入る保険で、健康保険組合、共済組合などがある。国民であれば誰でも入れる保険で、退職者や自営業者が入る保険が国民健康保険である。 **007** ×

被用者保険は医療保険の一つであり、全国健康保険協会や共済組合などがある。被保険者が保険料を一部負担し、残りを事業主が負担する。 **008** ×

全国健康保険協会管掌健康保険（協会けんぽ）は、雇用労働者を対象とする被用者保険である。農業従事者、自営業者などは、地域保険である国民健康保険に加入する。 **009** ×

75歳以上の高齢者は、会社員であっても後期高齢者医療制度に加入する。 **010** ○

医療保険の給付は、原則として現物給付（医療そのものの給付）である。 **011** ×

療養費が著しく高額となった場合、一部負担金も高額になりすぎないように、自己負担限度額を超える部分を償還払いする高額療養費制度がある。平成30（2018）年より所得に応じて70歳以上の1か月の負担の上限額が改正された。 **012** ○

安心して産科医療を受けられる環境整備の一環として、分娩に係る医療事故により脳性麻痺となった児やその家族へ補償するために産科医療補償制度がある。補償期限は子どもの満1歳の誕生日から満5歳の誕生日までである。 **013** ○

国民医療費の財源別のうち、保険料はおよそ5割を占め、公費（国と地方自治体の負担）がおよそ4割、患者負担がおよそ1割となっている〔平成29（2017）年度〕。ゼミ35 **014** ×

015 頻出

正常妊娠・分娩の費用は、国民医療費に含まれる。

国試07-16

□□□

---

016 重要

近年、国民医療費の国民所得に対する比率は、10%を上回っている。

□□□

---

017 頻出

国民1人当たりの医療費は、年間約5万円である。

国試13-15

□□□

---

018 頻出

65歳以上の1人当たりの医療費は、65歳未満の約1.5倍である。

国試13-15

□□□

019

65歳以上の者の国民医療費は、全国民医療費の5割を超えている。

□□□

020

傷病分類別医療費で最も多いのは、呼吸器系の疾患である。

国試13-15

□□□

021

身体障害児の治療費の給付は、障害者総合支援法に基づいて行われている。

□□□

---

022 重要

障害者自立支援サービスの申請は、国に対して行う。

国試18-14

□□□

正常な妊娠・分娩は保険診療の適用がないため、定期健診など出産にかかわる費用は出産育児一時金制度により補助されている。

015 ×

国民医療費が国民所得に対する比率は平成21（2009）年以降10％を超えており、平成29（2017）年度の国民医療費の国民所得比は10.7％である。ゼミ35

016 ○

平成29（2017）年度の人口1人当たりの国民医療費は年間約4万円で、年々増加している。ゼミ35

017 ×

平成29（2017）年度の65歳以上の1人当たりの国民医療費（約74万円）は、65歳未満（約19万円）の約4倍である。ゼミ35

018 ×

平成29（2017）年度の65歳以上の者の国民医療費は、全国民医療費の6割を超えており、この割合は増加傾向にある。ゼミ35

019 ○

傷病分類別の医科診療医療費は、循環器疾患が最も多く、次いで新生物（腫瘍）、筋骨格系及び結合組織の疾患の順である〔平成29（2017）年度〕。

020 ×

障害者総合支援法により、身体に障害のある児童で、手術などで確実な治療効果が期待できる場合には、治療費の給付が行われる。

021 ○

障害者自立支援サービスとは、障害者総合支援法に基づき、障害者が受ける自立支援給付のことである。障害者自立支援サービスの申請は市町村に対して行い、市町村は申請者が提出した計画案や勘案すべき事項を踏まえ、支給決定する。

022 ×

023 重要

障害者総合支援法において利用できる障害者自立支援サービスの必要度は、障害程度区分で示されている。

国試16-12改

□□□

024 頻出

保健所の根拠法令は、地域保健法である。

国試12-17

□□□

025

保健所は、住民に身近で利用頻度が高い保健サービスを提供する機関である。

国試08-17

□□□

026

保健所長は、医師でなければならない。

□□□

027

保健所では、医療施設の開設許可、届出の受付を行う。

□□□

028 頻出

保健所の業務には、エイズに関する相談・検査の実施がある。

□□□

029 頻出

保健所は、人口動態統計に関する業務を行う。

国試15-17

□□□

030

市町村保健センターの位置づけは、健康増進法に明記されている。

国試09-16

□□□

障害者総合支援法では、利用者に対する介護給付の必要度に応じて適切なサービスが利用できるよう、106項目からなる調査を利用者に行い、6段階に区分して認定する。

023 ○

地域保健法は、地域保健対策の推進に関する基本指針、保健所の設置など、基本となる事項を定めるなどし、地域住民の健康の保持・増進に寄与することを目的としている。ゼミ36

024 ○

住民に身近で利用頻度が高い保健サービスを提供するのは、市町村保健センターである。保健所は、広域的、専門的かつ技術的な保健サービスを提供する。ゼミ36

025 ×

平成16（2004）年に地域保健法施行令が改正され、医師と同等以上に公衆衛生行政に必要な専門知識を有すると認めた技術吏員を保健所長とすることができるようになった。

026 ×

医療施設の開設許可、届出は都道府県知事や保健所を設置する市長に対して行うが、保健所が窓口となる。

027 ○

保健所の業務は、専門的、広域的な保健サービスへの従事や健康危機管理などであり、エイズその他の感染症、難病、精神等の保健医療、食品衛生、環境衛生等にも取り組む。ゼミ36

028 ○

保健所は人口動態統計に関する業務などを行う。保健所は市区町村が作成した調査票をとりまとめて、知事、政令市の市長、特別区の区長に送付する。ゼミ36

029 ○

市町村保健センターの位置づけは地域保健法に明記されており、住民に対する健康相談、保健指導および健康診査その他地域保健に必要な事業を行うことを目的としている。

030 ×

031 市町村保健センターは、二次医療圏域に概ね1か所設置されている。

国試11-17

□□□

032 ワクチン・免疫グロブリン投与により母子感染予防対策事業が実施されているウイルスは、C型肝炎ウイルスである。

国試11追-16

□□□

033 母子保健法では、新生児訪問指導が規定されている。

□□□

034 母子保健法では、小児慢性特定疾患治療研究事業が規定されている。

□□□

035 未熟児養育医療は、児童福祉法に基づく事業である。

重要

□□□

036 1歳6か月児健康診査の項目に、精神発達の状況は含まれない。

頻出

国試10-18

□□□

037 3歳児健診の実施主体は、都道府県である。

国試06-18

□□□

038 母子健康手帳の交付は、市町村が実施する母子保健事業である。

頻出

□□□

市町村保健センターは、1市町村に概ね1か所を目安に設置されている。

031 ×

母子感染防止対策事業の対象は、C型肝炎ウイルスではなくB型肝炎ウイルスである。

032 ×

新生児訪問指導は、母子保健法第11条に規定されている。**ゼミ37**

033 ○

小児慢性特定疾患治療研究事業は、母子保健法ではなく、児童福祉法第21条の5に規定されている。

034 ×

未熟児養育医療は母子保健法に基づく事業である。出生体重2,000g以下の児、または生活力がとくに薄弱で特定の症状を呈している児を対象に、必要な医療給付を行う。**ゼミ37**

035 ×

1歳6か月児健康診査では、精神発達の状況のほか、身体発育状況、栄養状態、言語障害の有無などを検査項目とするよう、母子保健法で規定されている。**ゼミ37**

036 ×

3歳児や1歳6か月児の健診などの一般的母子保健サービスの実施主体は、市町村である。都道府県は保健所と市町村間の連絡調整や技術的助言などを行う。**ゼミ37**

037 ×

妊娠届の受理、母子健康手帳の交付、妊婦の健康診査、1歳6か月児・3歳児健康診査などの実施は、市町村が行う。

038 ○

039 重要 □□□

母子健康手帳には、児が受けた予防接種を記録する欄を設けることが義務づけられている。

国試16-14

040 □□□

2,500g未満の低体重児の出生割合は、低下傾向にある。

041 重要 □□□

新生児マススクリーニング検査による発見患者数は、先天性甲状腺機能低下症（クレチン症）が最も多い。

国試15-18

042 □□□

仰向け寝の推進は、健やか親子21における乳幼児突然死症候群の予防対策である。

国試12-18

043 □□□

児童虐待の防止は、母子保健法が根拠となっている。

国試07-19

044 頻出 □□□

高齢者の医療の確保に関する法律は、特定健康診査を規定している。

国試13-17

045 頻出 □□□

介護保険制度における保険者は、都道府県である。

国試15-19

046 頻出 □□□

介護保険制度における被保険者は、40歳以上の者である。

母子健康手帳では、予防接種の記録のほか、妊婦の職業と環境や、乳児身体発育曲線などの記載が義務づけられている。

039 ○

2,500g未満の低体重児の出生割合は、昭和51（1976）年の男4.5%、女5.3%から、平成29（2017）年は、男8.3%、女10.6%と増加傾向にある。

040 ×

新生児マススクリーニング検査における発見患者数は、先天性甲状腺機能低下症（クレチン症）がおよそ7割を占める。先天性の代謝異常は早期発見・治療により知的・心身障害の発生を防ぐことができる。ゼミ38

041 ○

乳幼児突然死症候群の主な原因は、うつ伏せ寝、妊婦・養育者の喫煙、人工栄養児である。仰向けで寝かせる、禁煙する、できるだけ母乳で育てることが予防対策である。

042 ○

児童虐待の防止は、児童虐待の防止等に関する法律が根拠法となっており、児童虐待の発生予防、早期発見・早期対応、子どもの保護・支援などについて規定している。

043 ×

高齢者の医療の確保に関する法律は老人保健法を改正したもので、特定健康診査のほか、後期高齢者医療制度などを規定している。

044 ○

介護保険制度における保険者は、市町村または特別区である。

045 ×

介護保険制度の被保険者は、40歳以上の者であり、第1号被保険者（65歳以上）と第2号被保険者（40歳以上65歳未満の医療保険加入者）から成る。

046 ○

047 施設入所者の居住費や食費は、介護保険給付の対象外である。

□□□

048 介護保険制度における予防給付の対象は、要介護１または２と認定された者である。

□□□

049 介護保険制度における第２号被保険者は、加齢に伴う特定疾病に該当すれば受給者となる。

国試07-17

□□□

050 介護保険制度においては、利用者自らが介護サービスを選択することができる。

頻出

国試08-16

□□□

051 要介護度が同じであれば、介護施設の種別にかかわらず介護給付費は同じである。

□□□

052 65歳以上の者の介護保険料は、所得にかかわらず定額となっている。

□□□

053 介護予防事業の中に、運動器の機能向上がある。

国試12-10

□□□

054 介護保険制度における要介護認定の一次判定は、主治医の意見書をもとに行われる。

国試06-17

□□□

施設入所者の居住費や食費は、居宅サービスと施設サービスの利用者負担の公平性の観点から、平成17（2005）年10月から介護保険給付の対象外となった。 047 ○

平成17（2005）年の介護保険法改正により創設された予防給付の対象は、状態の維持・改善可能性を踏まえた審査を行い、要支援1または2と認定された者である。 048 ×

介護保険制度における第2号被保険者とは、40～64歳の医療保険加入者をいい、加齢に伴うがん末期や関節リウマチなどの特定疾病に該当すれば受給者となる。 049 ○

介護保険では、利用者の意思に基づくサービスの選択が基本である。また、要介護度、要支援度に応じて必要なサービスを組み合わせることができる。 050 ○

要介護度が同じでも、介護施設の種別（老人福祉施設、老人保健施設、介護療養型医療施設）によって、また個室、多床室、ユニット型などよって介護給付費は異なる。 051 ×

65歳以上の者の介護保険料は、所得に応じて段階別定額保険料に分かれている。 052 ×

介護予防事業には、運動器の機能向上のほか、栄養改善や口腔機能向上などがある。 053 ○

介護保険制度における要介護認定の一次判定とは、高齢者の心身の状況調査に基づくコンピュータ判定である。その後、主治医の意見書などを基に最終判定（二次判定）を行う。ゼミ39 054 ×

055

要介護認定の二次判定は、都道府県の介護認定審査会が行う。

□□□

056

介護保険制度におけるケアプランは、市町村が作成する。

□□□

057

重要

地域包括支援センターは、居宅介護と施設介護の両サービスを提供する機関をいう。

□□□

058

認知症高齢者を対象とした地域包括支援センターが設置されている。

□□□

059

認知症対応型通所介護は、地域密着型サービスである。

国試 **11追-15**

□□□

060

常時30人以上の労働者を使用する事業場は、専属の産業医を置かなければならない。

□□□

061

常時50人以上の労働者を使用する事業場は、衛生委員会を設けなければならない。

□□□

062

重要

定期健康診断の有所見率は年々増加し、5割を超えている。

□□□

055 ×

要介護認定の二次判定は、市町村の介護認定審査会が行う。ゼミ39

056 ×

ケアプランを市町村が作成することはない。ケアプランは利用者が自ら作成してもよいが、居宅介護支援事業者（ケアマネジャー）に依頼して作成してもらうこともできる。

057 ×

地域包括支援センターは、総合相談支援や虐待防止、介護予防マネジメントなど、地域の高齢者の健康問題について総合的にマネジメントを行う機関である。

058 ×

認知症高齢者を対象としている機関は、認知症対応型共同生活介護（グループホーム）である。地域包括支援センターは、高齢者全般への介護予防事業を総合的に行う機関である。

059 ○

認知症対応型通所介護とは、認知症の高齢者を対象に、送迎や食事、入浴などの日常生活上の世話と、簡単な機能訓練などの専門的なケアを提供する地域密着型サービスである。

060 ×

産業医は、常時50人以上の労働者を使用する場合に選任する必要があるが、専属の産業医を置かなければならないのは、常時500人以上の有害業務に従事する労働者を使用する事業場や、常時1,000人以上の労働者を使用する事業場である。

061 ○

常時50人以上の労働者を使用する事業場は、産業医や衛生管理者を選任し、衛生委員会を設け、毎月1回以上開催するようにしなければならない。

062 ○

定期健康診断の有所見率は年々増加し、平成30（2018）年には55.5%に達している〔平成30（2018）年業務上疾病発生状況等調査〕。

063

労働安全衛生法による定期健康診断項目で、有所見率が最も高いのは「血圧」である。

国試06-19

□□□

064 重要

労働安全衛生法に基づく一般健康診断では、給食従業員の検便が規定されている。

国試18-17

□□□

065

特殊健康診断の有所見率は、平均５割を超えている。

□□□

066

法定特殊健康診断で最も有所見率が高い対象作業は、特定化学物質である。

□□□

067 重要

衛生管理者は、定期的に職場を巡視しなければならない。

国試17-15

□□□

068 重要

作業管理、健康管理、安全管理を、労働衛生の３管理という。

□□□

069

保護具の使用は、労働衛生３管理の中の作業管理に含まれる。

国試09-18

□□□

070

作業環境管理が適切に行われているかは、許容濃度によって判断する。

□□□

定期健診で有所見率の最も高いのは血中脂質（31.8％）であり、次いで血圧（16.1％）、肝機能（15.5％）の順である〔平成30（2018）年業務上疾病発生状況等調査〕。

063 ×

労働安全衛生法に基づく一般健康診断では、労働者の雇用時の健康診断や定期健康診断、特定業務従事者や海外派遣労働者への健康診断とともに、給食従業員の検便の実施が事業者に義務づけられている（労働安全衛生規則第43～47条）。

064 ○

特殊健康診断の有所見率は平均5.8％である。定期健康診断の有所見率は55.5％となっている〔平成30（2018）年業務上疾病発生状況等調査〕。

065 ×

平成30（2018）年の法定特殊健康診断で最も有所見率が高い対象作業は、電離放射線（9.1％）である。

066 ×

衛生管理者は少なくとも毎週1回は定期的に職場を巡視し、設備・作業方法・衛生状態に有害のおそれがあるときは、直ちに労働者の健康障害を防止するため必要な措置を講じなければならない（労働安全衛生規則第11条）。

067 ○

作業環境管理、作業管理、健康管理を、労働衛生の3管理という。

068 ×

労働衛生の3管理とは、作業環境管理、作業管理、健康管理のことをいう。作業管理とは、作業者に対する有害要因を除去することで、保護具の適正な使用などがある。

069 ○

作業環境管理が適切に行われているかの判断基準は、許容濃度ではなく、職場環境管理の基準値としての管理濃度である。

070 ×

071
適正部署への配置転換は、労働衛生の３管理の作業環境管理に含まれる。
国試13-18
□□□

重要
072
騒音による難聴予防のための耳栓の使用は、労働衛生の３管理の作業管理に該当する。
国試19-16
□□□

073
騒音性難聴では、聴力は回復しない。
国試09-02
□□□

074
潜水作業を行う際､加圧時に視覚､聴覚､判断力等が狂い､酔ったような症状を起こしたり､減圧時に毛細血管に塞栓症を引き起こすのは､空気中の二酸化炭素である。
国試 11追 -04
□□□

075
水中工事や圧気シールドトンネル内工事では、低気圧障害が起こる。
□□□

頻出
076
業務上疾病で最も発生数が多いのは、災害性腰痛である。
国試10-19
□□□

頻出
077
VDT作業では、職業病として白ろう病やレイノー病が起こる。
□□□

重要
078
精神障害による労災認定件数は、増加傾向にある。
□□□

071 ×

作業環境管理とは、有害要因を除去して適正な作業環境を確保することで、作業環境測定の実施・評価、設備の改善などである。適正部署への配置転換は、健康管理の内容である。

072 ○

作業管理とは、作業の時間・量・方法・姿勢などを適正化したり、保護具を着用して作業者への負荷を減らすことである。騒音自体の改善は作業環境管理に当たるが、騒音から受ける作業者の負荷を耳栓で減らすことは、作業管理に当たる。

073 ○

騒音性難聴は、騒音に長時間曝されることにより発症する。騒音の激しい仕事場で勤務年数の増加とともに進行する、慢性の難聴である。現時点では有効な治療手段はない。ゼミ40

074 ×

潜水作業などの高圧下では、取り込んだ窒素ガスが血中や組織に多く溶解する。窒素ガスは呼気から排出されるが、急な浮上では血中などで気泡化し塞栓症となる。

075 ×

水中工事や圧気シールドトンネル内工事は、高圧環境で行われるため、高気圧障害が起こる。

076 ○

業務上疾病で最も多いのは、負傷に起因する疾病（主に災害性腰痛）で、業務上疾病全体の68.4％を占めている〔平成30（2018）年業務上疾病発生状況等調査〕。

077 ×

白ろう病やレイノー病は、振動作業によって起こる疾患である。VDT（Visual Display Terminals；情報端末）作業による疾患は、頸肩腕症候群や視力の障害である。ゼミ40

078 ○

過重労働やストレスが原因で発症する脳・心臓疾患や精神障害の労災認定件数は、増加傾向にある。精神障害件数は、平成22(2010）年以降、脳・心臓疾患件数を上回っている。

079 食育基本法では、学校における食育の推進が謳われている。

□□□

080 学校保健統計調査は、全数を対象としている。

国試12-05

□□□

081 学童期の死亡原因で最も多いのは、自殺である。

□□□

082 児童生徒の身長、体重は増加している。

□□□

083 むし歯（う歯）がある者の割合は、小学校では低下傾向、高等学校では上昇傾向となる。

頻出

国試13-19

□□□

084 学校保健安全法では、学校給食実施基準が規定されている。

□□□

085 保健管理には、学校環境衛生は含まれていない。

□□□

086 学校内の照度は、「学校環境衛生の基準」で定められている。

□□□

学校における食育の推進は、平成17（2005）年7月に施行された食育基本法の第20条に規定されている。平成28（2016）～令和2（2020）年度までの5年間においては、第3次食育推進基本計画が進められている。

079 ○

学校保健統計調査は、児童・生徒の発育・健康を明らかにするために行う定期健康診断の結果についての標本調査である。全数を対象とした調査とは人口動態統計である。

080 ×

学童期の死亡原因で最も多いのは悪性新生物で、次いで不慮の事故、自殺となっている〔平成29（2017）年〕。

081 ×

児童生徒の身長、体重は、ここ10年は横ばい状態である〔平成30（2018）年学校保健統計調査〕。

082 ×

小学校や高等学校でのむし歯（う歯）のある者の割合は年々低下傾向にあり、平成30年ではいずれも約45％となっている〔平成30（2018）年学校保健統計調査〕。

083 ×

学校給食実施基準は学校給食法で規定されている。学校保健安全法は、学校保健（健康相談、健康診査、感染症の予防、学校医等）と学校安全について規定している。

084 ×

学校保健は、保健教育と保健管理の2つの領域から成る。保健管理には健康診断、健康相談、感染症予防とともに学校環境衛生が含まれる。

085 ×

平成4（1992）年に「学校環境衛生の基準」が改訂され、照度の基準が200ルクス以上となった。その後、同基準を学校保健安全法に位置づけ、平成21（2009）年から施行されている。

086 ○

087
重要
児童生徒の定期健康診断は、毎学年4月30日までに実施する。
□□□

088
定期の健康診断として、結核のX線間接撮影は毎年行う。
□□□

089
頻出
就学時健康診断は、就学後3か月以内に実施されなければならない。
国試08-19
□□□

090
就学時の健康診断に基づき、就学義務の猶予や免除を行う。
□□□

091
重要
学校保健安全法に基づく健康診断において、中学校の生徒が毎年受検する項目として、心電図がある。
国試17-16
□□□

092
重要
保健主事は、学校保健の計画、調整、推進に当たる。
□□□

093
重要
保健主事には養護教諭を充てなければならない。
□□□

094
養護教諭は、学校長の補佐役として学校保健活動の計画、調整、推進業務に携わる。
国試11追-18
□□□

児童生徒の定期健康診断は、毎学年6月30日までに実施 087
する（学校保健安全法施行規則第5条）。 ×

定期の健康診断として、結核のＸ線間接撮影は、高校1年 088
次と大学入学時に行う。 ×

学校保健安全法施行令第1条で、就学時健康診断は、就学 089
4か月前までに行うものと規定されている。 ×

就学時の健康診断に基づき、就学義務の猶予や免除、特別 090
支援学校への就学に関する指導などを行う。 ○

中学校生徒が毎年受検する健康診断の項目には、心電図はない。
主な検査項目は、身長・体重、栄養状態、視力、尿や疾病・異 091
常の有無などである（学校保健安全法施行規則第6条）。心電図 ×
検査が必須なのは、小学1年、中学1年、高校1年である。

保健主事は、学校保健活動が組織的に展開されるよう、学 092
校保健計画の実施・調整を行うとともに、校長の監督を受 ○
け、学校保健委員会の運営にあたる。

平成7（1995）年の学校教育法施行規則の一部改正によ 093
り、保健主事に養護教諭も充てることができるようになっ ×
たが、養護教諭でなければならないというわけではない。

養護教諭は、保健管理や保健指導の専門職であり、学校長 094
の補佐役として業務に携わるのは保健主事である。 ×

095 頻出 □□□
学校感染症が流行した場合の休校は、養護教諭が決定する。
国試16-16

096 重要 □□□
第三種学校感染症は、飛沫感染する感染症である。

097 重要 □□□
麻しんによる出席停止期間は、解熱後３日を経過するまでである。
国試19-17

098 □□□
開発途上国は、感染症と生活習慣病の両者を健康問題として抱えている。
国試09-20

099 □□□
国際協力機構（JICA）が行う国際協力は、多国間協力である。

100 □□□
持続可能な開発目標（SDGs）は、国際連合（UN）が発表している。
国試19-154

101 □□□
世界保健機関（WHO）は、国際連合の保健衛生の専門機関として発足した。
国試11-20

102 □□□
WHO（世界保健機関）では、日本は南東アジア地域に属する。
国試08-20

学校感染症が流行した場合の休校は、学校の設置者が決定する（学校保健安全法第20条）。学校の設置者とは、公立の小学校・中学校では市町村、私立の学校では法人である。 095 ×

第三種学校感染症は、第一種と第二種以外で学校で流行を広げる可能性がある感染症である。飛沫感染するのは、第二種学校感染症である。ゼミ41 096 ×

麻しんは解熱後3日、風しんは発しんが消失するまで、インフルエンザは、発症5日後で解熱後2日（幼児は3日）を経過するまで、学校の出席を停止する必要がある（学校保健安全法施行規則第19条）。 097 ○

途上国では現在でも感染症が多いが、経済の成長に伴い高血圧、脂質異常症、糖尿病などの生活習慣病といった非感染性疾患（NCD）が増加している。 098 ○

国際協力機構（JICA）が行う国際協力は、2国間協力であり、病院、水道などの建設資金の貸し付けを行う。 099 ×

持続可能な開発目標持続可能な開発目標（SDGs）とは、2001年に策定されたミレニアム開発目標（MDGs）の後継となる目標で、貧困や飢饉の根絶、保健・福祉の促進や、海洋資源の保全など17の国際目標を掲げている。2015年に国連サミットで採択され、発表された。2030年までが実現の期限となっている（2030アジェンダ）。 100 ○

WHOは「全ての人々が可能な最高の健康水準に到達すること」を目的として1948年に設立された、国連の専門機関である。日本は1951年5月に加盟した。 101 ○

WHOでは加盟国を世界6つの地域に分け、それぞれに地域事務局を置いている。日本は西太平洋地域（30加盟国、マニラ事務局）に属している。 102 ×

103 頻出 □□□

WHO（世界保健機関）では、ポリオ根絶計画を推進している。

国試08-20

104 □□□

ポリオワクチン接種により、世界からポリオは根絶された。

国試11-01

105 頻出 □□□

天然痘の根絶宣言は、1975年になされた。

TOKU-ICHI ゼミ

34 医療法

目的	医療の選択、安全確保、病院等の開設・管理で、適切で良質な医療を提供し、国民の健康保持に寄与。
医療の基本理念	生命を尊重、医療の担い手との信頼関係、患者の健康保持増進の努力、福祉との連携。
施設	病院（20床以上の入院施設）、診療所（19床以下の入院施設）、助産所（10床未満の入院施設）。
病床の種類	一般、精神、感染症、結核、療養病床に分類。
病院開設許可	知事による許可。医療圏の基準病床数が基本。
医療計画	都道府県が作成。
	がん、脳卒中、急性心筋梗塞、糖尿病、精神疾患の対策、救急医療、僻地医療、災害時医療、周産期医療、小児医療対策などを策定。 医療従事者の確保、医療連携体制、地域医療支援病院の整備。 二次、三次医療圏の設定、基準病床数の算定。

1998年のWHO総会で、2000年までにポリオを根絶する決議がなされた。これにより各地域で根絶計画が推進されている。 103 ○

ポリオは第41回WHO総会にて根絶宣言が出されたが、紛争や貧困に苦しむ国ではいまだに根絶のめどが立っていない。 104 ×

1958年、天然痘根絶計画がWHO総会で可決され、根絶計画の開始とともに徐々にその効果を上げていった結果、1980年のWHO総会で、天然痘の根絶が宣言された。 105 ×

35 国民医療費と老人医療費

国民医療費
・1年間の総医療費で医療保険、公費負担、後期高齢者医療、患者負担などすべての医療費を含む。 ・正常妊娠・分娩、健康診断の費用は、国民医療費に含まれない。 ・年間43.1兆円。国民所得比は10.7%で年々上昇。一人当たり34万円。 ・制度区分別医療費は、医療保険等給付分（45.8%）が最多。 ・傷病大分類別一般診療医療費では、循環器系疾患（6.1兆円）が最多。 ・一般診療医療費の入院医療費（16.2兆円）は、入院外医療費（14.6兆円）より多い。
老人医療費
・後期高齢者医療制度は、75歳以上と65～74歳の一定障害者を対象。 ・後期高齢者医療制度は、保険料1、各医療保険拠出金4、公費5（国4、県1、市町村1）で賄う。 ・後期高齢者医療費は、14.7兆円で、一人当たり94.2万円。 ・65歳以上の医療費は国民医療費の60.3%、75歳以上では37.4%を占める。 ・65歳以上の一人当たり国民医療費（73.8万円）は、65歳未満（18.7万円）の約4倍。

数値は平成29（2017）年度のもの。

36 保健所の基本業務（地域保健法第６条）

1 地域保健に関する思想の普及及び向上に関する事項
2 人口動態統計その他地域保健に係る統計に関する事項
3 栄養の改善及び食品衛生に関する事項
4 住宅、水道、下水道、廃棄物の処理、清掃その他の環境の衛生に関する事項
5 医療及び薬事に関する事項
6 保健師に関する事項
7 公共医療事業の向上及び増進に関する事項
8 母性及び乳幼児ならびに老人の保健に関する事項
9 歯科保健に関する事項
10 精神保健に関する事項
11 治療方法が確立していない疾病その他の特殊の疾病により長期に療養を必要とする者の保健に関する事項
12 エイズ、結核、性病、伝染病その他の疾病の予防に関する事項
13 衛生上の試験及び検査に関する事項
14 その他地域住民の健康の保持及び増進に関する事項

37 母子保健法の概要

1. 目　的

○母性並びに乳児及び幼児の健康の保持及び増進を図るため、母子保健に関する原理を明らかにするとともに、母性並びに乳児及び幼児に対する保健指導、健康診査、医療その他の措置を講じ、もって国民保健の向上に寄与することを目的とする。

2. 定　義

妊産婦…妊娠中または出産後１年以内の女子
乳　児…１歳に満たない者
幼　児…満１歳から小学校就学の始期に達するまでの者
新生児…出生後28日を経過しない乳児

3. 主な規定

1. 保健指導（10条）
市町村は、妊産婦等に対して、妊娠、出産または育児に関し、必要な保健指導を行い、または保健指導を受けることを勧奨しなければならない。

2. 健康診断（12条、13条）
・市町村は１歳６か月児及び３歳児に対して健康診査を行わなければならない。
・上記のほか、市町村は、必要に応じ、妊産婦または乳児もしくは幼児に対して、健康診査を行い、または健康診査を受けることを勧奨しなければならない。

3. 妊婦の届出（15条）
妊娠した者は、速やかに市町村長に妊娠の届出をしなければならない。

4. 母子健康手帳（16条）
市町村は、妊娠の届出をした者に対して、母子健康手帳を交付しなければならない。

5. 低出生体重児の届出（18条）
体重が2,500g未満の乳児が出生したときは、その保護者は、速やかに、その旨をその乳児の現在地の市町村に届け出なければならない。

6. 養育医療（20条）
市町村は、未熟児に対し、養育医療の給付を行い、またはこれに代えて養育医療に要する費用を支給することができる。

資料「国民衛生の動向2019/2020」（2019）

38 主な母子保健施策

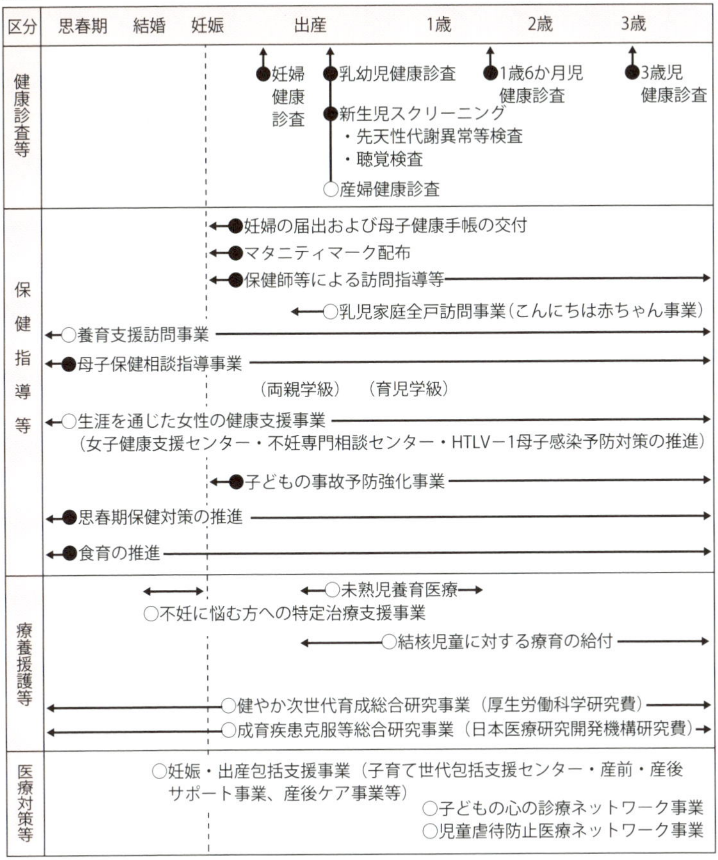

注　○国庫補助事業　●一般財源による事業
資料　「国民衛生の動向 2019/2020」（2019）

39 介護サービスの利用手続き

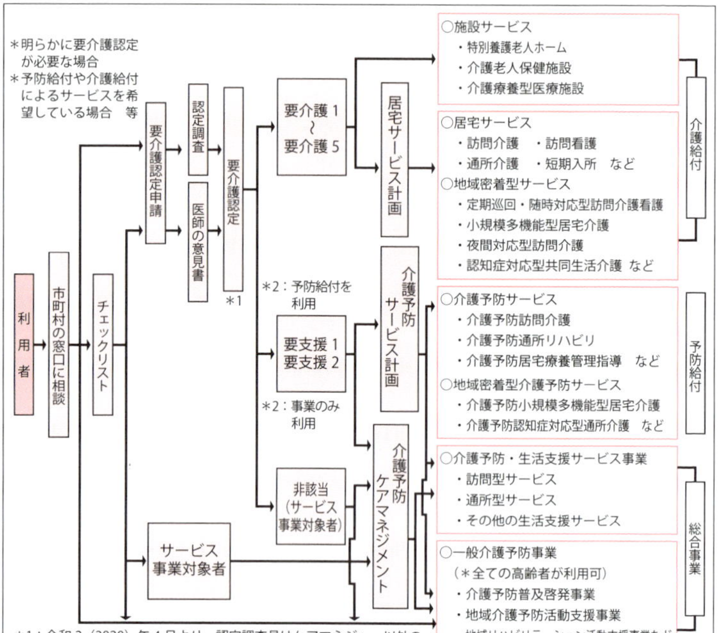

＊1：令和 2（2020）年 4 月より、認定調査員はケアマネジャー以外の医療・介護系 21 職種でも可能
＊2：明らかに介護予防・生活支援サービス事業の対象外と判断できる場合

40 職業病

因子	障害
高温・多湿	熱中症、脱水症
局所振動	レイノー症（白ろう病）
紫外線	電気性眼炎
VDT 作業	頸肩腕症候群
無機鉛	低色素性貧血
カドミウム	肺気腫、腎障害
急激な減圧	減圧症
騒音	騒音性難聴
珪酸	塵肺症
石綿	塵肺症、悪性中皮腫
無機水銀	手指の振せん、神経障害、腎障害
金属蒸気（ヒューム）	発熱、肺水腫
ベンゼン	再生不良性貧血、白血病
ベンチジン	膀胱がん
砒素	肺がん、皮膚がん
放射線	白内障、白血病
マンガン	パーキンソン症候群
フッ素	斑状歯
有機リン	血中コリンエステラーゼ活性低下

41 学校で予防すべき感染症とその出席停止の期間の基準〔平成27（2015）年1月改正／令和2（2020）年2月現在〕

	病　　名	出席停止の期間の基準
第一種	エボラ出血熱、クリミア・コンゴ出血熱、痘そう、南米出血熱、ペスト、マールブルグ病、ラッサ熱、急性灰白髄炎、ジフテリア、重症急性呼吸器症候群*1、中東呼吸器症候群*2、鳥インフルエンザ（H5N1、H7N9） 感染症法に規定される新型インフルエンザ等感染症、指定感染症（新型コロナウイルス感染症*3）および新感染症	治癒するまで
第二種	インフルエンザ*4	発症した後5日を経過し、かつ解熱した後2日（幼児にあっては、3日）を経過するまで
	百日咳	特有の咳が消失するまでまたは5日間の適正な抗菌性物質製剤による治療が終了するまで
	麻しん	解熱した後3日を経過するまで
	流行性耳下腺炎	耳下腺、顎下腺または舌下腺の腫脹が発現した後5日を経過し、かつ、全身状態が良好になるまで
	風しん	発しんが消失するまで
	水痘	すべての発しんが痂皮化するまで
	咽頭結膜熱	主要症状が消退した後2日を経過するまで
	結核 髄膜炎菌性髄膜炎	病状により学校医その他の医師において感染のおそれがないと認めるまで
第三種	コレラ、細菌性赤痢、腸管出血性大腸菌感染症、腸チフス、パラチフス、流行性角結膜炎、急性出血性結膜炎、その他の感染症	病状により学校医その他の医師において感染のおそれがないと認めるまで

感染症法第6条第7項から9項までに規定する新型インフルエンザ等感染症、指定感染症および新感染症は、第一種の感染症とみなす。

＊1：病原体がSARSコロナウイルスであるものに限る

＊2：病原体がMERSコロナウイルスであるものに限る

＊3：令和2（2020）年1月31日政令第11号

＊4：特設鳥インフルエンザ（H5N1、H7N9）および新型インフルエンザ等感染症を除く

「学校保健安全法施行規則第18条、第19条」より作成

管理栄養士国家試験
得点アップのための一問一答 TOKU-ICHI
〈1〉社会・環境と健康　第2版

2014年7月8日　第1版第1刷発行
2020年3月30日　第2版第1刷発行

監　修　　川村　堅
編　集　　管理栄養士国家試験対策「かんもし」編集室
発行者　　市川　圭介
発行所　　株式会社インターメディカル
〒113-0033
東京都文京区本郷3-19-4　本郷大関ビル6F
TEL 03-5802-5801　　FAX 03-5802-5806
URL　http://www.intermed.co.jp/
カバーデザイン　　株式会社クラウドボックス
組　版　　朝日メディアインターナショナル株式会社
印刷製本　　株式会社平河工業社

Printed in Japan　ISBN978-4-900828-82-7